医療・福祉職の生涯学習

うたおう「人生のアリア」を

野村 拓 著

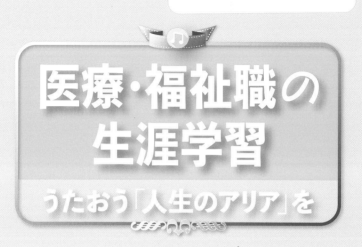

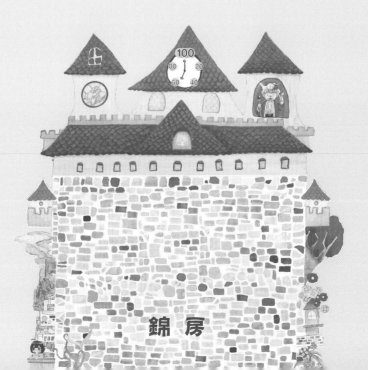

錦 房

医療・福祉職の生涯学習
うたおう「人生のアリア」を

目　　次

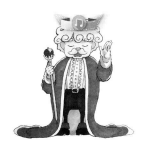

は じ め に

　昭和2年（1927）12月生まれの私は敗戦のとき17歳と8か月であった．そのころ「人生20年」と言われた．「20歳で戦死」という意味だが，敗戦のころには「徴兵年齢」は19歳に引き下げられていた．そして，戦後を迎え「人生20年」はぐんぐん延ばされ，今や「人生100年時代」などと言われるようになった．

　昭和初年生まれの世代にとっては，同一人生の間に「人生」の相場が20年から100年に延ばされ，この間，「継ぎ足し人生」の連続であった．しかし，このような「不見識な人生の見本」は「見識ある人生」追求にとって「他山の石」の役割を果たしてくれるのではないだろうか．

　言い換えれば，「人生の長さ」にどのような意味があるのか．「年とともに充実する生き方」は可能なのか．医療・福祉職のように「他人の痛み」を知ることが必要な人たちにとって，「人生の年季」は格別の意味を持ちうるのではないか．

　では，「人生の年季」に格別の意味を持たせうる「学習」はどうあるべきか，これが本書の主要テーマである．

　本書では，生涯学習の中心を医療・福祉の社会科学と教養に据えた．もちろん「自然科学」は重要であり，「社会科学」は歴史的には自然科学的研究方法を社会に適用したものが多い．解剖学者W.ペティの『アイルランドの政治的解剖』（1691）は「社会科学・草分け」の仕事とみることができるし，外科医F.ケネーの『経済表』（1758）は「血液循環の原理」にヒントを得たものと言われる．

　しかし，自然科学的研究には生涯を通じての研究条件確保が困難であり，その点，「社会の一員」として「社会」を研究する「社会科学」は生涯を通じての学習・研究が可能ではないか．

　社会科学の場合，研究対象としての「社会」の中に「研究主体」としての「自分」が含まれるのだから，「自分史」が格別の意味を持つ．「認識主体」の認識能力強化の上でも，「自分の客観化」の上でも．

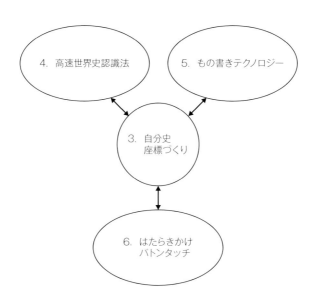

図1　学習・模式図

　図1は「自分史」を中心とした「学習の模式図」であり，図2は本書における「叙述の順序」を示している．図中の番号はいずれも章の番号である．
（第3章，第6章でもふれる）

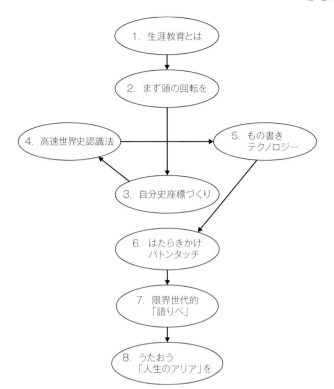

図2 生涯学習の見取り図（叙述順）

　生涯学習は，まことに「不見識」ではあったが，みずからの人生を語り伝えることである．「語り」にはBGMが必要であり，BGMは連鎖・連携のキーとして記憶を豊かにしてくれる．ある意味で人生は歌う長編叙事詩である．そして，医療・福祉という人間相手の仕事はしばしば「語り」であり，「うたい」であり，ときには「どのような魂が傷つかぬであろう」（ランボー）とうたう「癒し」でもある．

　豊かな記憶と，生きた言葉で，うたおう「人生のアリア」を．

1. 生涯学習とは

　「生涯学習」とは何か．それは「時代」を「自分史」に織り込んだエッセンスを次世代に伝えることではないか．「時代の記憶」を「生きた言葉」で伝えることではないか．

　記憶を喪失した人間は行動できない．少なくとも積極的な行動はできない．積極的な行動のためには，自らの記憶を確かめることが必要である．人生の選択の岐路に立って迷ったときには，むかし書いた日記を読み返してみれば参考になるだろう．「航海日誌」「作業日誌」などもほぼ同様の意味をもっている．

　「予診」「問診」のことを History-taking（ヒストリーをとる）という．Medical history という言葉は「医学史，医療史」という意味のほかに「患者の病歴」という意味を持っている．「患者の病歴」には，それぞれの時代の医療水準が反映されている．戦後第1回の医師国家試験では論述式の問題で「黄疸について」が出題されている．当時の医学では「黄疸」は診断名であり，現在は症状名である．だから，老人患者が若い医者から既往歴を聞かれ「若いときに黄疸をやりました」などと答えると，若い医者が「黄疸は症状名でしょう．肝炎ですね」とダメを押したりする．

　このような問題を「自分史」に当てはめたらどうなるか．自分史とは，社会と自分との新陳代謝の歴史ということになるのではないか．心がけ次第で「世界史」を「自分史」に取り込むことだってできるのではないか．

　「世界史」を「自分史」に取り込むことによる「精神の王国」づくり―もし「生涯学習の目的は」と問われたら，そのように答えたい．

　私は満80歳を迎えた2007年に2冊の本を書いた．

　・野村拓『時代を織る』（かもがわ出版）
　・野村拓・垣田さち子『親と子の百年　自分史』（かもがわ出版）

　前者は「時代を自分史に織り込む」試みであり，後者は「次世代へのメッセージ」であった．その後，さらに高齢化は進んで「人生100年時代」などといわれるようになり，他方，グローバル化の進展によって「パンデミック」に脅かされるよ

うになった．この「グローバル100年」を「自分史」に織り込んだエッセンスづくりこそ「生涯学習」のゴールというべきではないか．

1)「人生100年時代」の生涯学習―まず「志」

子どものころは，親や先生から強いられてやるのが勉強であり，学習であった．しかし，年を取ると，いつの間にか勉強好きに変わった人が多いのではないか．好きな科目も年とともに変わる．

私の場合，中学生時代の好きな科目は数学と英語，嫌いな科目は国語，漢文，歴史で，理科は真ん中ぐらいであった．嫌いな歴史はご丁寧に「国史」「東洋史」「西洋史」と3科目あって，ことごとく嫌いであった．「東洋史」の先生にはなんとなくイヤ味なじいさん，という意味をこめて，「安禄山」というあだ名をつけ，丁寧に黒板ふきを使う「国史」の先生には「左官屋」の敬称を贈り，「西洋史」の教科書にのるマリー・アントワネットに髭を書き込んだりして遊んでいた．それが今では「歴史」好きである．

歴史の学習内容が変わったこともあるが，「年とともに充実させていくことのできる学習分野」だからであろう．医療・福祉のような対人サービス分野は年季と経験がものをいうが，そういう分野の歴史となると「年季と経験の二乗」で，もっとも生涯学習向きではないであろうか．

「死」は「個の完成」という見方がある．100での完成を目指した「生涯学習」を考えるのもいいし，そんなに難しく考えずに，先行世代の達成を引き継ぎ，なにかを加えて次世代にバトンタッチすることを考えてもいいだろう．大志であっても小志であってもいい．まず「志」を持つことである．

> 志なきは　貪すれば鈍し　志あれば　貪すれども　未来を沃す

こんな貧乏人のやせ我慢のようなものを，下手な字で色紙に書いてみたりしたのが79歳（2006年）ごろである．では「志」とは何か．次に掲げるのは2006年8月23日，医療福祉政策学校・夏合宿（名張市）での故三塚武夫先生（同志社大学名誉教授）との対談レジュメである（**図1-1**）．

本書で，「レジュメ」や「本の目次」をそのまま載せたりするのは，いわゆる

1. まず「生き方」を考える

－三塚武雄先生との対談－

○対談「生き方・究め方」で話したいこと

2008.8.23.

1. 話したいこと（レジュメからピックアップして）

1．「生き方」と公教育
・「いかに生きるべきか」を教えず、「なにが有利か」を教える教育
・手段、方法としての「受験」の目的化
・「志」（人生目的）が見失われた時代
2．「志」の歴史を簡単に振り返ろう
　1）明治期－「お国のために」と立身出世（故郷に錦を飾る、末は博士か大臣か）
　2）大正デモクラシーと人生哲学（人生、いかに生きるべきか）
　3）昭和初期－真・善・美の探究
　・「真理に万人によって」（岩波文庫）
　・西田幾太郎『善の研究』
　・和辻哲郎『古寺巡礼』（美の入門書）
　・社会的「善」の追求－セツルメント活動など
　4）戦時中－いかに死ぬべきか（葉隠論語－武士道とは死ぬことと見つけたり）
　5）そして戦後－人間は「志と革命」のために（太宰治）－love and revo.
　6）社会科学者世代
　　　変革－政治経済学的人生目的
　7）人生目的は考えず、フレームのなかでの選択（センター入試世代）
　8）人生目的の放棄－ただただ「生き残り」とバーチャル世界への逃避
　　　バーチャル世界と現実世界とで共通してできるのは「人殺し」だけ
3．「志」と社会科学
　1）いかに多くの人たちが「志」を失ってしまったかの歴史的プロセスを解明すること
　　　から「志」の復活を
　2）「やらされたこと」を自分が「やること」に生かす
　3）社会科学者の養成に「純粋培養」は向かない。雑多な経験が必要
　　　「純粋培養」されると「現実」から出発せずに「モデル」から出発することになる

4）自然科学系のビッグプロジェクトは大学・研究所・大企業のシステムに適応しない
　　　ときできない場合が多いが社会科学は？（丸腰人間でも企画力、組織力、行動力があ
　　　れば・・・）
5）研究対象である「社会」のなかに研究者自身も含まれる。だから単に「対象を客観
　　　的に」という自然科学的方法論を超えるものを持っていなければならない。（例え
　　　ばクルト・レヴィンの Action Research 1944 のような）
　　　ここで再び「志」が問われることになる
4．「志」（目的）と方法
　1）「社会統計学派」（蜷川虎三－大橋隆憲）
　　　・社会認識手段としての社会統計
　　　・主人公は「変革の政治経済学」で、その「侍女」としての経済統計
　2）経済統計研究会（大橋）と衛生統計研究会（丸山）との合同会議（1960年代後半）
　3）社会統計学派と数理統計学派
　4）貧困の政治経済学と「まずモデルありき」の確率論的世界観
5．私の場合
　1）歴史　『講座・医療政策史』（1968）『医学と人権』（1969）『医療経済思想の
　　　展開』（1974.共著）『国民の医療史』（1976）『戦時下医療政策・集成』
　　　（1978）『医療と国民生活』（1981）『昭和医療史』（1991）『20世紀の
　　　医療史』（2002）
　2）現場・運動　『現代の医療政策』（1972）『日本医師会』（1976）『21世紀の
　　　医療・介護労働』（2001.監修）『日本赤十字社の素顔』（2003.監修）『21
　　　世紀の医療政策』（2003.監修）
　3）教育　『第三の科学史』（1967）『保健医療の社会科学』（1978）『医療論
　　　入門』（1974）『みんなの医療総論』（1993）『わかりやすい医療経済学』
　　　（1997.共著）『わかりやすい医療社会学』（1997.共著）『看護政策の学び
　　　方』（2001.監修）
　4）はたらきかけ　『健康の経済学』（1973）『医療改革』（1984）『日本の医療と
　　　医療運動』（1987）『医者たちの8月15日』（1987）『日本人の生産と
　　　医療』（1991.分担執筆.編集）『ケアマネジャー609人の証言』（2001）
　　　『聞きとってケア』（2002.編集.分担執筆）『時代を織る』（2007）『親と子
　　　の百年自分史』（2007.共著）

・・・・・・・・・・・・・・・・・・・・・・・・・・・

5）地域医療関係はリーフレットや小著が多いので省略
6）『保健医療経済学・通信講座』そのスクーリングとしての赤目合宿（1979）
7）『野村研だより』から「マクロ」へ（1985-2002）
8）その他、研究方法上の問題など
　・医療と下部構造との縫合手術
　・Lexis-Nomura 図法
　・「二重ふるいわけ」理論
　・スクラップ－「時系列一本化方式」
　・ものにならなかった Follow Up Study（69人の労働者とその家族）
　・首特ヶ族の乳児死亡調査（通訳を介しての聞き取り）
　・「アクション・リサーチ」型現地調査
　　　国立病院再編成問題（権内から九州まで）
　　　自治体病院、公的医療機関問題
6．現在の仕事
　1）進行中のロングラン
　・100年の庶民史を勉強する会（京都）　月例 2007.7.で83回（回覧3）
　・医療政策学校（大阪）　月例 2007.7.で59回（回覧2）
　2）海外文献の系統的紹介
　・『文献プロムナード』（「いのちとくらし」に20回連載終了 2007.11.）
　・『社会福祉と医療政策・100話』
　　　医療政策学校での紹介、報告が終わり、「いのちとくらし」に新連載（2008.2.より）
　　　（回覧4）
　・『海外文献紹介』（「くらしと福祉・北九州」）
　3）研究方法とスタンス
　・テーマの持つ Historical Context を明確に
　・同時に Global Context も
　・より General に（Governability の養成）

4）関心事は
　・Global Bottom-Line Orientation
　・外国人労働者と日本の生活保護対象者
　・Biological Metabolism と Social Metabolism
　・日本的高消費（浪費）水準（お付き合い水準）と Social Metabolism の低下、停止
　・浪費の抑制と共同生活手段としての「自然」の確認
　・市民・途上国連合や多国籍企業労働組合（Global Union）
　・（最近、お呼びがかかるのは）九年の会、消費者団体

2. 三塚先生におうかがいしたいこと

1．社会調査論を中心に
2．社会福祉（学）の骨格を問う
3．大学院などにおける「研究評価」の改善
　・例えば、アメリカ医療社会学などに見られる「意味」が疑われる研究の増加
　・錠剤の色別プラセーボ効果
　・ナーシングホームにおける「墜落」の統計的研究
　・患者の待ち時間に関する理論式的研究
　・「末梢志向」が論文になり、「根源志向」は論文にならない？

図 1-1　故三塚武夫先生との対談レジュメ

「情報機器世代」の構想力，構成力の弱さが気になるからである．テーマごとの「タテ割り情報」はちょっとヨコに揺さぶっただけでボロが出る脆弱さを持っている．

　「動いたらダメよ．動いたら張りぼてであることがわかるから」という程度の情報集積であり，ボロの出ないように「パワーポイント」で流し，学生は前傾姿勢でスマホに向き合う．これでは人類退化の始まりではないか．

　世界史の先生は，現代まで到達しないうちに講義時間を終了させるのが「世界史」と考えているのではないか．これは，世界史の現在への投影を語る構想力，構築力を持っていないからではないか．

　そんな意味で，ここでの対談用「レジュメ」（**図 1-1**）は本来的な意味である「要約」ではなく，「構想プラン」と理解していただきたい．

2）自分史・百年

　三塚先生との対談の時，私は 81 歳で，いろいろな意味で百歳を意識し始めていた．この年（2008）の雑誌「経済」3 月号には「自分史・百年」と題して次のようなことを書いた．

　通所リハビリ施設で，比較的若い元気なおばあさんが「鳥羽伏見の戦いで…」などとやりだすと，若い職員は絶句して対応できなくなってしまう．やはり，高齢者が生きてきた時代，背負ってきた「自分史」のようなものをある程度知らないと会話は成り立たない．そんな動機から「100 年の庶民史を勉強する会」が京都の通所リハビリ施設でスタートしたのは 2000 年 9 月であった．以後，毎月 1 回のペースで，8 月は休み，正月はときどき休み，2007 年 12 月で 76 回を数えている．

　毎回 2 時間程で，ジャンル別・時間別に区切ったレクチャーと，あらかじめ定められたテーマに関する通所者からの聞き取り結果について，職員による報告とからなっている．

　勉強会が 20 回ほど続いた段階で，これまでの成果をまとめて本にしようと，2002 年に『聞き取って・ケア―コミュニケーション（術）としての庶民史』（かもがわ出版）を出した．この本では 5 人の執筆者のほかに，16 人の看護師・介護職が<聞き取り執筆者>として参加し，私は庶民史の座標軸として「みんなの歌」の歴史を書いた．そして野口雨情の「シャボン玉」（1920）の 2 番「しゃぼん玉消えた　飛ばずに消えた　生れてすぐに　こわれて消えた」は 2 歳で失った幼女への痛

恨の思いを歌ったものであることや，当時の乳幼児死亡率の高さについて説明した．

　また，「船頭さん」（1941）には，「今年60のおじいさん」という文句があるが，あのころの60歳はおじいさんであったことも述べた．

　歌は世代を超えて共通の関心事になりやすいが，高齢者たちが教育や軍隊経験について語るとき，「学制」や「兵制」についての知識がないと，聞き取り手の方に話が伝わらないこともわかった．

　やはり聞き取り手の方にも，ある程度系統的な現代史に関するひと通りの知識が必要であることを感じさせられた．そのころ，出版社から「自分史聞き取りハンドブック」の企画が持ち込まれた．

　高齢者にはいろいろなことを思い出す手がかりになる写真，イラスト，簡単な年表など，聞き取り手にはビジュアルな資料を説明できる現代史的知識を提供する，本という企画である．

　対象世代は80±10歳ということなので，80歳の私には大体見当のつく世代である．それで，ライフステージ別に60項目を選び，それぞれについて見開き2頁とし，左頁には質問項目と聞き取り手に必要な現代史的知識，右頁には「思い出し」の手がかりになるビジュアルな資料という構成にした．

　この思い出し手がかり資料の方は著作権がからむケースも多く，編集部も苦労したようである．また，意に沿った写真資料が得られない場合には，イラストを描いてもらうことにしたが，その場合もヒントになる参考資料が必要になった．

　セピア色になった1枚の写真からは，いろいろな思い出が湧き出てくるし，大掃除で上げた畳の下から出てきた古新聞を読みふける人もいることだろう．思い出がコンコンと湧き出てくる泉のような本はできないものか，というのがこの本のねらいであった．

　あれやこれやで，予定より3か月ほど遅れて2007年の暮れにやっと本になったときの書名は『親と子の百年自分史・聞き取りハンドブック』（かもがわ出版）であった．ここでの100年は，20世紀の100年と考えてもいいし，日本が日露戦争に勝って欧米列強の仲間入りしてからの100年と考えてもいいだろう．欧米に追い付き追い越せと走り続けた15年戦争の痛みを挟んだ100年である．そして，人生の長さが足りない部分は伝承によって補い，「世代間伝承史」としての「自分史・

百年」を仕上げていくことができればと考えている.

やっと出来上がった本に「先生，サインを」と求められたので，即興の下手な歌を書いてみた.

八十の　しわを刻みて　ひもどくは　若き日の夢　辛かりし日々

（「経済」3月号：自分史・百年）

3）『講座　医療政策史』（1968）の復刻（2009）

三塚先生との対談の時，先生から「講座　医療政策史」（1968）の復刻を強く奨められ，41年ぶりの復刻（**図 1-2**）となり，次のような序文を書いていただいた.以下はその一部である.

「野村先生の『講座　医療政策史』との出会いは，『健康会議』を通してでした.衝撃的でした. 貧困問題と社会福祉・社会問題について社会科学的に研究することをテーマにしていましたが，もっとも決定的であったことは，対象課題である生活問題の構造を社会問題として実証的に分析することが出発点であり，調査・研究の方法論確立が基礎であることを改めて確認できたことです.」

ここに出てくる『健康会議』とは，戦後，日患同盟の機関誌としてスタートして，その後，民主的医療雑誌として，無名の新人に門戸を開いたユニークな雑誌であり，「志」を持った出版社であった. 無名の新人，野村拓の「志」を生かしてくれる出版社がなかったので「医療政策史研究」の草稿は，雑誌連載という形をとったのである. ただし，原稿料はなしであった.

中川米造先生がガルドストンの『社会医学の意味』を翻訳・出版したときには，自分でせっせと売って，版元の法政大学出版局に送金していた.「志」の実現は大変なのである.

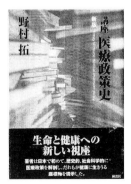

図 1-2　『講座 医療政策史』の復刻

4）少年よ　ホラを吹け─『第三の科学史』（1967）の場合

抱くべき「志」は「小志」よりも「大志」がよく，「大志」構想も出来上がりは「小志」程度になってしまう. はじめから「小志」構想だと「寸志」の祝儀袋に

なってしまうだろう.

　1967 年, 立命館大学法学部と経済学部の教養課程から「科学史」の講義を依頼
されたとき, そのころはほとんど使われなかった「人間科学」というカテゴリー用
語を使って『第三の科学史―人間科学の歴史』というテキストを作成した. テキス
トはわずか 53 頁の小冊子(後述)であったが,「科学史」の講義(案)は以下のよ
うな大構想であった(図 1-3).

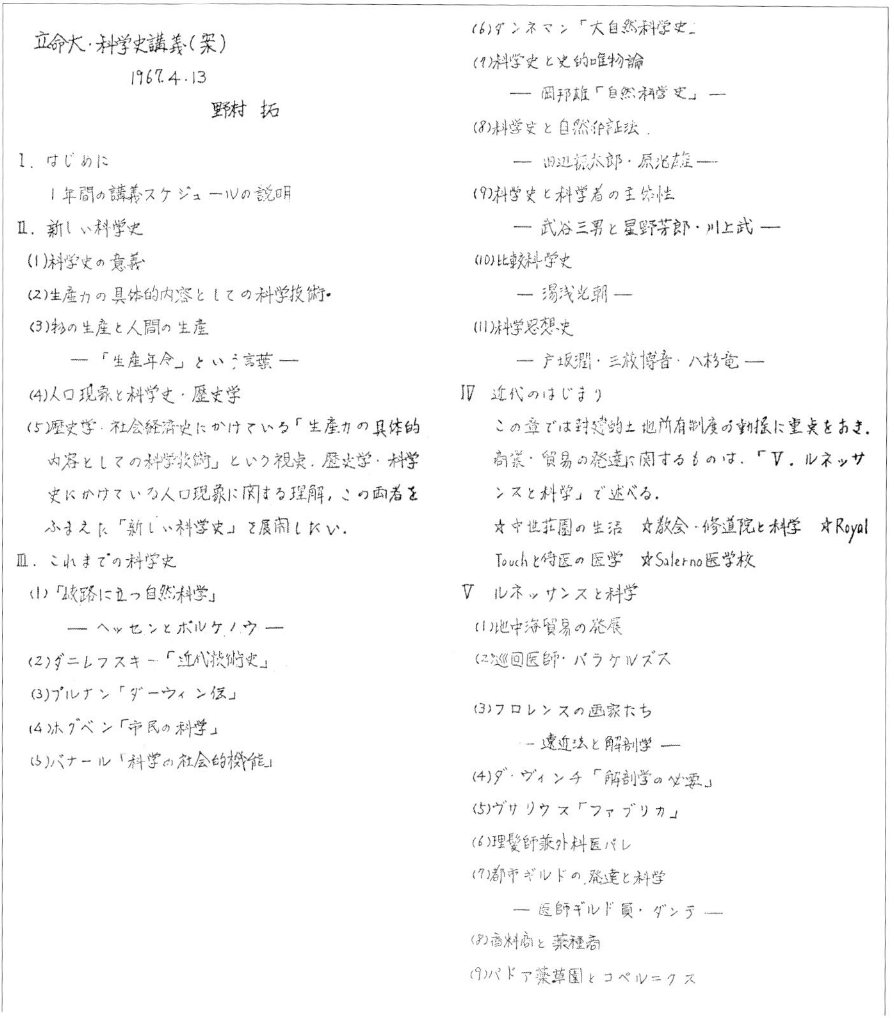

立命大・科学史講義(案)
　　　1967.4.13
　　　　野村 拓

Ⅰ. はじめに
　1 年間の講義スケジュールの説明
Ⅱ. 新しい科学史
　(1) 科学史の意義
　(2) 生産力の具体的内容としての科学技術
　(3) 物の生産と人間の生産
　　　―「生産年令」という言葉 ―
　(4) 人口現象と科学史・歴史学
　(5) 歴史学・社会経済史にかけている「生産力の具体的
　　　内容としての科学技術」という視点. 歴史学・科学
　　　史にかけている人口現象に関する理解, この両者を
　　　ふまえた「新しい科学史」を展開したい.
Ⅲ. これまでの科学史
　(1) 「岐路に立つ自然科学」
　　　― ヘッセンとボルケノウ ―
　(2) ダニレフスキー「近代技術史」
　(3) ブルナン「ダーウィン伝」
　(4) ホグベン「市民の科学」
　(5) バナール「科学の社会的機能」

　(6) ダンネマン「大自然科学史」
　(7) 科学史と史的唯物論
　　　― 岡邦雄「自然科学史」―
　(8) 科学史と自然弁証法
　　　― 田辺振太郎・扇沢尚 ―
　(9) 科学史と科学者の主体性
　　　― 武谷三男と星野芳郎・川上武 ―
　(10) 比較科学史
　　　― 湯浅光朝 ―
　(11) 科学思想史
　　　― 戸坂潤・三枝博音・八杉竜一 ―
Ⅳ. 近代のはじまり
　この章では封建的土地所有制度の動揺に重点をおき,
　商業・貿易の発達に関するものは,「Ⅴ. ルネッサ
　ンスと科学」で述べる.
　☆中世荘園の生活　☆教会・修道院と科学　☆Royal
　Touchと待医の医学　☆Salerno医学校
Ⅴ. ルネッサンスと科学
　(1) 地中海貿易の発展
　(2) 巡回医師・パラケルズス
　(3) フロレンスの画家たち
　　　― 遠近法と解剖学 ―
　(4) ダ・ヴィンチ「解剖学の必要」
　(5) ヴサリウス「ファブリカ」
　(6) 理髪師兼外科医パレ
　(7) 都市ギルドの発達と科学
　　　― 医師ギルド員・ダンテ ―
　(8) 商科商と菜種商
　(9) パドア薬草園とコペルニクス

図 1-3　立命館大学「科学史」の講義案

Ⅵ 絶対王政と科学(1)

　この章では、イギリス絶対主義（エリザベス時代）からその崩壊（市民革命）にかけての諸科学の形成について述べ。フランス及びドイツの絶対主義については、「マニュファクチュアと資本主義的自然観」および「ドイツ官房学派」の形で、「Ⅸ. 絶対王政と科学(2)」で述べる

(1)特権商人と科学
(2)Medical Act (151?)
(3)薬草園から植物園へ
　　　— ジェラードの薬草園（1597）—
(4)囲い込み運動と商業的農業の発達
(5)種子商兼医師・トーマス・ブラウン
(6)エリザベス救貧法
(7)「政治的解剖」と「政治算術」

Ⅶ いわゆる「科学革命」について
(1)水平派運動 —「平等」と「平均」—
(2)科学革命とクロムウェル政権下の科学活動
(3)ペティー、グラントとハートリブ
(4)血液と循環
(5)博物学の時代
　「博物学者が産業に眼をおいらずとも、人類の福祉は一層増加するであろう」（ボイル）
(6)病気の博物学（シデナム）と臨床医学（レイ）
(7)ハレの生命表
(8)医療保障の先駆・ジョン・ベラーズ
(9)商業資本（蘭）から産業資本（英）へ
　　　— ライデンからエジンバッヘ —

Ⅷ 産業革命と科学
(1)南海泡沫会社の失敗（1720）と土地投資
(2)近代農業技術の成立 —輪作と混播法—

(3)近代病院の発展
(4)産業革命と人口
(5)産業革命期の科学技術経歴
(6)改正救貧法（スピーナムランド・システム）
(7)生計費と栄養
(8)産業革命と健康
(9)アーサー・ヤング（英）・百科全書派（仏）・官房学派（独）

Ⅸ 絶対王政と科学(2)
(1)マニュファクチュア的思惟方法と機械論
(2)感覚的合理性の重視と啓蒙主義
(3)デカルト「方法叙説」（1637）とガリレイ「力学対話」（1638）
(4)ドイツ官房学の系譜
(5)ミラボーとフランク

Ⅹ フランス大革命と「人間の科学」
(1)フィジオクラート
(2)イデオローグ
(3)ジュリーとラマルク
(4)フランス大革命とケトレーの「平均人」

☆医学史領域におけるコーホート解析の応用
　（医史研・No.24 予定）
(1) 「講座・医療政策史」・「前間事例の生活史的構成」・「生活史」三者の関係について
(2) 医学史領域における「個別問題史」と「医史研・一例報告」の位置
(3) 年度別・年令別諸資料の等高線標示
(4) コーホート解析の応用
　a)コーホートと医学史
　b)コーホートとデモグラフィー
　c)コーホートと医療経済
　d)コーホートと臨床医学
　e)コーホートと労働衛生

図1-3　つづき

5) ホラ吹き「大構想」の結末

　さて，立命館大学の講義である．堂々たるホラ吹きレジュメは用意していたが，マイク片手のマスプロ講義は初体験であった．当時1966年，法学部は京都御所の東隣り広小路町にあり，一番大きな講堂が4階建ての研心館4階（「研4」と略称

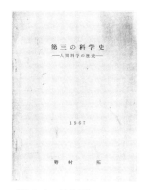

図1-4　テキスト
**　　　『第三の科学史』**

著者は1967年4月から立命館大学法学部・経済学部の一般教育として『科学史』の講義をおこなうことになった. これは突然の話だったので, 充分な準備をする暇もなく講義をはじめることになった. 講義をはじめてみて, 非常に困惑したことが二つある.

ひとつはマイク片手のマスプロ講義であり, もうひとつは, 非常に根本的な問題だが, 文科系学部における科学史教育の意味がはっきりしないことである.

第1の点についていえば, まずテキストを作ることが不可欠である. しかし, あまり整ったテキストを作り, それさえ読めば, ということになれば, 講義はテキストを読むだけのものになってしまうし, 極言すれば講義の必要はない.

そこで, なるべく新しい未開拓の分野を対象とした空白の多いテキストをつくり, 学生諸君との対話で埋めていくことはできないだろうかと考えた. ではこの未開拓の分野をどこに設定しようかということになるが, ここで第2の問題である文科系学部における科学史の意味について考えなければならない.

これまで「科学史」という場合には, 力学・物理学を中心とした自然科学史を意味していたようである. 自然科学史のもつ意義は, 第1に自然科学研究者自身が, 自然科学史から, 自然科学発展の内的論理をくみとることによって, みずからの研究を促進させることが可能であろうということである.

第2に自然科学教育において, 自然科学史的視角からこれを行なえば, 第1の場合と同様の意味で有益であろうということである.

第3には, 歴史的な視角から自然科学の社会的位置・社会的機能を明ら

（略）
図1-5　『第三の科学史』序文の一節

されている）であった.

　後ろの方がかすんで見えるような講堂で, マイク片手の講義. 黒板に字を書く場合は瓦1枚分くらいの大きな字を書かなければ, 後ろの方からは見えない. 3行も書けば黒板はいっぱいになってしまう. すっかりカンが狂って, とにかく一刻も早くテキストを作ろう, ということになった. かくして急遽作り上げたのが前掲のテキスト『第三の科学史』である（**図1-4**）.

　しかし, 急ごしらえではあったが, ホラ吹き大構想から出発しているので, **図1-5**のような堂々たる序文から始まっている.

　そして序文に掲げた6つの科学を目次のように展開した（**図1-6**）.

　早くテキストを作らなければ, というわけで夏休みの間に「大構想」を53頁に

第三の科学史・目次

はじめに　―第三の科学史とは― ……… (1)
第1章　人間の科学 ……… (6)
(1) ペストと封建制の動揺 ……… (6)
(2) ルネッサンスと医学 ……… (8)
(3) イギリス市民革命と科学 ……… (11)
(4) ロックと自然法 ……… (11)
(5) フランス大革命と「人間の科学」 ……… (13)

第2章　人口の科学 ……… (15)
(1) 「人間の科学」と「人口の科学」 ……… (15)
(2) 人間の「ふるい分け」――エリザベス救貧法―― ……… (15)
(3) グラントとペティー ……… (16)
(4) 産業革命と人口 ……… (19)
(5) 人口統計の確立 ……… (21)

第3章　労働の科学 ……… (23)
(1) 労働科学の古典 ……… (23)
(2) 生理学と労働 ……… (24)
(3) 「時間研究」と「動作研究」 ……… (25)
(4) 職業病・工業中毒 ……… (26)
(5) 労働災害と人間工学 ……… (28)

第4章　労働力再生産の科学 ……… (31)
(1) 賃金・労働時間 ……… (31)
(2) 生計費 ……… (32)
(3) 栄養 ……… (33)
(4) 保健医療 ……… (34)

第5章　「場」の科学 ……… (37)
(1) 「空気・水・そして所」 ……… (37)
(2) 公衆衛生と労働力市場 ……… (37)
(3) 細菌学と帝国主義 ……… (39)
(4) 生活空間の汚染 ……… (41)

第6章　「歴史的人間」の科学 ……… (43)
(1) 人間回復の科学 ……… (43)
(2) 生存の可能性について ……… (44)
(3) 稼得の可能性について ……… (45)
(4) 新聞事例の生活史的編成 ……… (46)
(5) 幾何学的図示法について ……… (50)

むすびにかえて ……… (53)

― 1 ―

図 1-6　『第三の科学史』の目次

圧縮したのが『第三の科学史―人間科学の歴史』であり,「比較的空白地帯の多い自然科学と社会科学との交流領域を対象として, 人間に関する諸科学を中心に据えた第三の科学史」と説明した.

結局,「ほら吹き大構想」は53頁の小冊子になったわけであるが,「書き下ろし」に必要な構想力のようなものがなんとなくわかった気がした.

法学部では, この「科学史」の講義と同じ時間帯に1階下の「研3」講堂で, 末川博先生の特別講義が行われていたので, お客さんを3階に吸収されないように懸命に頑張った. その後, 時は流れて20年ほどたった. 北海道の弁護士さんから長距離トラックの運転手の労災適用問題についての問い合わせの手紙をもらったとき,「立命での講義を思い出しまして」と付記されていたので, あの「人海」に語り掛ける講義が決してむなしいものではなかったのだ, と自ら慰めた.

午前中は広小路の法学部, 午後は衣笠の経済学部, その後, 河原町蛸薬師あたり

で一杯飲むのだが，どういうわけか，くっついてくる者がいて大赤字であった．

6)「国民医療読本」構想が「みんなの医療総論」(1993) に

時は流れて，「ホラ」もリアリティのある「ホラ」に変わったころ，雀百までの気分で「国民医療読本」構想を考えた．

1991 年退官記念出版『昭和医療史』(1991. 阪大・環境医学) を出して自由の身となったが，ほぼ同時にいくつかの大学の非常勤講師の仕事のほかに「国民医療研究所」(現・公益財団法人日本医療総合研究所) の仕事にかかわるようになった．

「国民医療研究所」ならば「国民医療読本」くらい作るべきではないか，というのが「マクロ」(No74) に掲げたその構想である．

「国民」の名を冠することにこだわりを持つ人がいるかもしれない．確かに国民

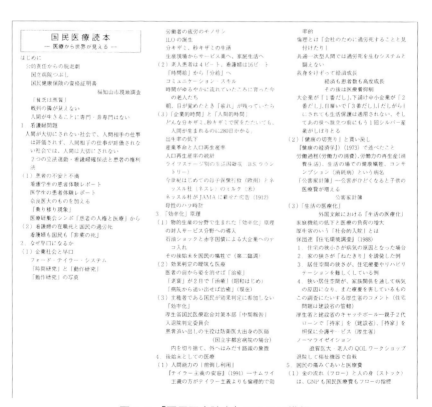

図1-7　「国民医療読本」のための構想

WHOの目安―国民医療費／GNP 5％以下は
発展途上国
国民を痛めつけると医療費は上昇するはずだ
が、日本は痛みつけた上で医療費抑制をや
っているので国民医療費／GNPが5％を
割っている
(2) 1年1サイクルと考えれば
「GNPの伸びと人間の機能低下進歩」(1979.6.5
朝日)
「学齢期シンドロームを考える」(1990)
サイクルがまわるたびに大企業はふとるが、
クレジットGNPの10%で突破、借金地獄
(1988.5.3.)
マイホーム借金地獄、ローン返済初の10万
円突破 (1989.7.18.)
金庫に眠る45兆円の証券、15トンの金地金
(1988.14.)
キャピタルゲイン480兆、GNPの1.4倍
(1989.6.7.)
大企業の内部留保、海外純資産の増加ぶり
サイクルが1回まわるたびに、強いものはよ
り強くなり、弱いものは見てられ消されて
いく
「国民健康保険事業の運営に関する行政監査
に結果に基づく勧告」(1987.12.)によれば
「被用者保険離脱者」は年間311万1千人
(1985)
サイクルが1回まわるたびに、300万以上の
労働者と家族が健康保険領域から国民健康
保険領域などに流入している
サイクルが1回まわるたびに「在宅ボケ老人」
「ねたきり老人」「独居老人世帯」がどれ
だけふえるか。
(3) 1年単位では把握できない国民の「痛みぐ
あい」
年次統計でなくなった「患者調査」「国民健
康調査」
歯科は間びき調査、身体障害者調査は10年に
1回
5. 世代の再生産と医療
(1) 体験的昭和史―それぞれの時代に、ふりもり
イクルのまわし方―
(2) 知識集約型ハイテク産業と教育の加熱

(3) 家族は引き裂かれ、夫は単身赴任の過労死
予備軍
(4) 「効率化」のしわよせは子育てに一世代的
再生産失調―
(5) クッションの喪失と、人間らしさの商品化
7. フローの増大こそは利潤と税金の源泉
(1) なんでもマーケット化―対人サービスマー
ケットの拡大―
(2) なにごとも代行
家事代行業・ホームシャイニー (1988.5.8.)
下着類の洗濯を代行 (1988.5.22.)
ベビーシッターサービス、(1988.7.3.)
代理母
代理母あっせん会社 ICNY (1992.4.8.)
(3) 対人サービスのデイスポ化
増えつづける紙おむつ (1991.4.15.)
(4) 究極のフロー―臓器移植―
「比で腎移植」仲介 (1988.2.15.)
日本人2人、比で腎移植 (1988.6.29.)
海外腎移植協会 (1988.8.30.)
国人への謝礼は16万円〔腎〕 (1988.9.2.)
滅型期待し腎提供 (1988.9.4.)
腎移植がマニラで再開 (1989.5.8.)
(1971年、ニューズウィークに載った腎臓売
買広告)
死刑囚から臓器移植・台湾、処刑銃殺で脳死
に、1年に21人が提供 (1991.10.10.)
田東独で臓器移植奨励 高官への提供を強制
か (1991.9.3.)
死刑囚の腎臓無断で移植 中国・香港から患
者押し寄せる (1991.8.18.)
腎臓移植でエイズ死 海外で手術の男性、帰
国後に (1991.1.28.)
エイズ保険 (米)
(5) 政府・財界が嫌うのは「在庫」(商品)と「滞
留」(人間)―「退院」も早く、「死の判定」
も早く
人の死に象徴される「不平等性」の克服も考
えずに
社会階層別 SMR (標準化死亡比) 失業率と
自殺率
(6) 不平等の拡大再生産、多国籍企業と医療、
臓器移植のさかんな国のホームレス

(7) グローバルで地域社会に立脚した視点
8. 医療を通して見えるもの
(1) 社会医学者の目
社会医学研究会の記念講演から
(2) 医療労働者の目
(3) 主権者 (国民) の目
(4) 医療の政治経済学へ
9. 平和と地味で落ち着いた生活
看護婦さんが一番共感してくれたのは「ゆるや
かに流れる時間を患者と共有できる条件づく
り」
(1) 大企業にたいする民主的規制
(2) 消費的、依存的人間の克服、健康の自己主
権論、協同組合論
(3) 連帯の条件としての「時間」
(4) あるべき医療と国民生活の再生産について
の政策的提言

図1-7　つづき

を抑圧した戦時立法として「国民体力法」「国民優生法」「国民医療法」などが成立
し，施行された．しかし，それ以前の段階で賀川豊彦，新渡戸稲造等によって「国
民軍縮同盟」が結成されたことも事実である．問われるべきは「国民国家の主権在
民度」であり，国民に対する社会的保障的責任や，多国籍・脱退企業に対する規制
能力である．

　そのような意味が込められた「国民医療研究所」であるならば，「国民医療読本」
くらいは作成するべきではないか，というのが（**図1-7**）に掲げた「構想」である．

　この「国民医療読本」構想はかなり縮小されて『みんなの医療総論』（1993．あ
けび書房）となった（**図1-8**）．

みんなの医療総論
—医療から見えるもの—

野村　拓　定価1500円
四六判　212頁　あけび書房

はじめに
1. 看護婦問題
(1) 患者の不安と不満　(2) 30年前の「ニッパチ」がまだ　(3) 看護婦の在職死と国民の過労死
2. なぜ早口になるのか
(1) 企業社会と早口　(2) 老人患者は4ビート、看護婦は16ビート　(3)「企業的時間」と「人間的時間」
3. 「効率化」原理
(1)「効率化」—産業現場から人間相手の仕事へ　(2) 効果判定のあいまいな医療　(3) 主権者が効果判定に参加しない「効率化」　(4) 公的責任からの脱走
4. 後始末としての医療
(1) 人間的諸能力の「前倒し利用」(2)「健康の切り売り」と医療　(3) 医療の負荷
5. 国民の痛み具合と医療費
(1) 国民医療費の意味　(2) 1年1サイクルと考えれば　(3) 痛めつけておいての医療費抑制策
6. 世代的再生産と医療
(1) それぞれの時代におけるサイクルのまわり方
・人生の前半だけが許された人生
・競争と消耗
・戦後におけるサイクルのまわり方
(2) 適応能力を超える人づかい
(3) 棄民サイクル
・家族は引き裂かれ、夫は単身赴任の過労死予備軍
・棄てられる老人
・貧乏は悪質？
・クッションの喪失

7. 利潤と税金の源泉
(1) なんでもマーケット化
・狡兎死して走狗煮られ
・財界・二つの顔
・医療機関のスクラップ・アンド・ビルド
(2)「三四郎」と松・竹・梅
・処理と代行
・二刀流・マーケット拡大術
・代行業は花ざかり
(3) 究極のフロー・臓器移植
(4) 政府・財界が嫌うのは「在庫」(商品) と「滞留」(人間)
8. 医療をとおして見えるもの
(1) 不平等の拡大再生産　(2) 限定フレーム型の思考　(3) 医療の政治経済学へ　(4) 医療経済研究会
9. 民主的規制への手がかり
(1) 医療問題のフロント　(2) 共同業務としての医療　(3)「依存的人間」の克服　(4) あるべき医療と国民生活の再生産についての提言
・医療費総枠規制に対して
・医療労働の評価
・投資的費用の公共化
・マイナー・パラダイムの打破
・「参加」と医療者の脱皮
・医療と民主主義
・大きな第一歩
10. 医療から世界が見えるか？
(1) マクロな視点　(2) 平和と地味で落ち着いた生活
むすびにかえて—20世紀医療政策史

図1-8　『みんなの医療総論』目次

　この『みんなの医療総論』を出した年から龍谷大学の社会福祉系学部で講義を始めたので、そのことを意識して教科書を書いたのだろう、という人もいるが、龍谷大学から話があったのは本の「あとがき」を書いているときであった。しかも「あとがき」を書いている段階で、まだ書名は決まっていなかった。『風とともに去り

ぬ』の作者は終章から書き始めて，序章と題名だけ未決のままにして出版社に持ち込んだといわれている．「風とともに来る」も候補であったとか．

　私の場合は「あとがき」から書き始めたわけではない．初めに「大構想」ありきなのであった．

2. まず頭の回転を─100 曲，100 話，100 年

1)「好きな歌」「覚えている歌」100 曲

「もの書きテクノロジー」のトレーニングとして「好きな歌」「覚えている歌」など 100 曲を思い出す（**表 2-1**）.

(1) コメントを入れてみる

2. 故郷を離るる歌─巣立ちする姉や兄たち

暮れなずむ夕日，兄弟姉妹の歌声，子を呼ぶ母親の声，そして結婚や進学で親元を離れる姉や兄たちの別離の歌が….

6. 赤とんぼ─十五でねえやは嫁に行き

「ねえや」には悪いことをした．威張ってすまなかった，と大人になってから自責の念にかられるが，昔は物を思わざりけり，である.

7. シャボン玉─飛ばずに消えた

野口雨情にとっては，幼女をなくした痛恨の歌.

13. 暗い日曜日

この暗いシャンソンを聞くと，厭世的になって自殺する人が増えるというので，日本ではレコードが発売禁止になった.

17. 討匪行

テノール歌手，藤原義江の作曲.

20. 野崎小唄

学校の帰りにチンドン屋の後について歩いて覚えた歌．主旋律はクラリネットが吹いていた.

25. 国境の町

ここでの「国境」はソ満国境のこと.

26. 酋長の娘

第 1 次世界大戦後，旧ドイツ領の南洋諸島赤道以北を手に入れ，帝国主義の仲間入りをした南進気分の歌.

表2-1 「好きな歌」「覚えている歌」などの100曲

1. 小さな喫茶店	35. ホノルルの月	68. 愛の賛歌
2. 故郷を離るる歌	36. 山の端の月の出	69. 頭がい骨の歌
3. モン・パパ	37. アレコキ	70. 風に吹かれて
4. からたちの花	38. アロハ・オエ	71. さくらんぼの実る頃
5. あの町，この町	39. スペインの騎士	72. サン・トア・マミ
6. 赤とんぼ	40. 湖畔の宿	73. ラスト・ダンスは私と
7. シャボン玉	41. お使いは自転車に乗って	74. 星影のワルツ
8. 出船の港	42. ラバウル航空隊	75. ケ・セラ・セラ
9. あさね	43. 巡航節	76. ライム・ライト
10. ペチカ	44. 特攻節	77. パダン・パダン
11. 月の砂漠	45. 兵学校三勇士	78. 小雨降る径
12. 進水式	46. ソルヴェイグの歌	79. Too Young
13. 暗い日曜日	47. 歌の翼に	80. Believe me
14. 旅愁	48. 伊太利の庭	81. いとしのエリー
15. 空にゃ今日もアドバルーン	49. 森の小径	82. 峠の我が家
16. デコ坊よ，帰ろうか	50. 冬の星座	83. 魅惑のワルツ
17. 討匪行	51. モン・パリ	84. シェルブールの雨傘
18. 月下の膳	52. ゴンドラの唄	85. 煙が目にしみる
19. 丘を越えて	53. 北帰行	86. シューベルトのセレナーデ
20. 野崎小唄	54. ジーラ・ジーラ	87. 若き日の夢
21. 無情の夢	55. カミニート	88. 帰らざる河
22. 蛍	56. バラのタンゴ	89. ヘイ・ジュード
23. カチューシャの歌	57. ラ・メール	90. 荒城の月
24. 早春賦	58. ミラボー橋	91. マギー，若き日の歌を
25. 国境の町	59. ムーラン・ルージュの歌	92. サウンド・オブ・サイレンス
26. 酋長の娘	60. 枯葉	93. 想い出のグリーン・グラス
27. 船頭可愛いや	61. パリ祭	94. アモール・モナムール
28. 月は無情	62. ラ・セーヌ	95. コンドルは飛んで行く
29. ケンタッキーのわが家	63. バラ色の桜んぼの木と	96. ドナウ川のさざなみ
30. 菩提樹	白い林檎の木	97. ロッホ・ローモンド
31. 野ばら	64. 詩人の魂	98. カヴァレリア・ルスチ
32. 久しき昔	65. 漕役刑囚の唄	カーナ（間奏曲）
33. マドロスの恋	66. ひなげしのように	99. アヴェ・ヴェルム・コルプス
34. コロラドの月	67. 兵隊が戦争に行く	100. The Beautiful Dreamer

29. ケンタッキーのわが家

英語を習うのなら歌から入れ. 三兄（私は四男）に言われ, 初めて覚えた英語の歌. フォスター作のこの歌はケンタッキー州の「州歌」とされている.

31. 野ばら

ドイツ語入門歌のようなもの. まずシューベルトで, 少し生意気になるとウェーバー.

33. マドロスの恋

ナチが政権をとる直前のドイツ映画「狂乱のモンテカルロ」の主題歌. エリート学生に人気.

34. コロラドの月

1930年製のアメリカ・ポップス. 軟派系学生に人気.

38. アロハ・オエ

ハワイ王国の女王が王女時代に作った歌. やがて王国は駐留米軍にテイク・オーバーされるので王国への別れの歌となる.

41. お使いは自転車に乗って

轟夕起子主演映画の主題歌で, 戦時下には珍しいモダンな曲.

42. ラバウル航空隊

小関裕而作曲だが, これが歌われたころには, ラバウルに飛行機はなくなっていた.

戦後の阪神タイガース応援歌「六甲おろし」はこれに似ている.

49. 森の小径—小さな肩だった　白い花　夢かよ

広く歌われるようになるのは戦後だが, できたのは昭和15年（1940）で, 佐伯孝夫作詞・灰田勝彦作曲. 学徒出陣を予感した世代は涙を流して歌ったことだろう.

51. モン・パリ

シャンソンに「陽性」「陰性」ありとすれば「陽性」.

56. バラのタンゴ—来たれ　若き男の子よ　春は　春は帰らじ…

戦時中に覚えたドイツ・タンゴ.

59. ムーラン・ルージュの歌

戦後, テレビ放送が始まったころ, 放送終了時にはバラの花が出てこの曲が流

された.

誰だ！「君が代」「日の丸」にしたのは.

(61. パリ祭)—遠き夢をゆする

マロニエとはどんな花なのか. 横光利一の「旅愁」を読んで想像した中学時代は遠い夢である.

(62. ラ・セーヌ)—セーヌは恋娘よ　恋人はパリ

新宿には「ラ・セーヌ」，銀座には「銀巴里」と，それぞれ名の通ったシャンソン喫茶があった.「ラ・セーヌ」の方は，国文学の詩の朗読から入った「語り」系シャンソンが多かったように思う.

(66. ひなげしのように)

「語り」系シャンソン.

(67. 兵隊が戦争に行く)—自由の名のもとに　すべての夢を捨て

(69. 頭がい骨の歌)

シチリア島の民謡で「しゃれこうべと大砲」という訳もある.

(71. さくらんぼの実る頃)

パリ・コミューンのころの歌.

(74. 星影のワルツ)

母（1894-1977）の愛唱歌.

(75. ケ・セラ・セラ)

もとはフランス語の「ク・スラ・スラ」だが，それではドリス・デイの絶唱に力が入らない.

(77. パダン・パダン)

エディット・ピアフを偲んで.

(78. 小雨降る径)

淡谷のり子型・シャンソン.

(81. いとしのエリー)

学生をカラオケ・バーに連れて行って覚えた歌.

(88. 帰らざる河)

マリリン・モンローに敬意を表して.

（91. マギー，若き日の歌を）

　「歌おう声低く」と抑制を利かしたところがいい．

（94. アモール・モナムール）

　教え子の結婚式で大阪・中之島公会堂のステンド・グラスを眺めながら歌っ
た．

（98. カヴァレリア・ルスチカーナ）（間奏曲）

　悔恨，あってほしかった人生．

（100. The Beautiful Dreamer）

　めげない美学，フォスター最後の作品．

（2）いくつか「短文」を作ってみる

連鎖キーとしての「歌」から，様々な記憶がよみがえる．

（1. 小さな喫茶店）

　昭和戦前期の学生たちによって歌われた「小さな喫茶店」は「タンゴ」のリズム
であり，歌詞には「あの時，ラジオは甘い歌を」とあるから，タンゴの輸入とラジ
オの普及とはほぼ同時期であった．

　連鎖化された情報は「記憶」として残り，「歌」は情報連鎖のキー的役割を果た
してくれる．だから，「歌」の好きな人と苦手な人とでは「記憶量」に大差が生ま
れる．

（21. 無情の夢）

　今もカラオケ・ナンバーとして生き残っている「無情の夢」は昭和初期の歌であ
る．大衆雑誌「キング」か「日の出」の付録の流行歌集には，海岸の廃船に腰掛け
た打ちひしがれた若い男のカットの上に「あきらめましょと別れてみたが…」に始
まる歌詞が印刷されていた．叙情歌というカテゴリーに入る「月の砂漠」もこの時
期のもの．

　なんとなく暗い世の中を，いささか無理をして明るく歌った歌も少なくなかった．

　題名は「ルンペン節」と暗いが，歌詞は「青い空から札の束が降って」などとや
けに明るかったり，お屋敷町を歩く御用聞きの歌が「こんにちは酒屋でござい，な
にか注文，ラララララララ」とミュージカル風であったりした．「丘を越えて」「バ

ンジョーで歌えば」などはジャズ風で明るいほうの代表であった．

　「バンジョーで歌えば」を持ち歌にしていた中野忠晴は英語風に気取って歌うので「便所で歌えば」と聞こえた．

37. アレコキ

　昭和 10 年代，（旧制）中学の音楽教科書には「満州国国歌」が登場し，「Long, long ago」（久しき昔）は「雲白き夏の来て」という国産の歌詞に変えられていた．しかし，湧き上がる夏の入道雲を見れば，蒲郡での夏の遊びに胸はときめいた．ハワイアンの「アレコキ」などは夏の遊びにぴったりだった．

> 　南の空の果て　波の花咲く島に
> 　浮き世を遠く見て　恋を語る二人よ
> 　楽し丸木舟に

　そしてギターで和音を弾きながら，「ダイナー　私の恋人」などと親不孝な声を張り上げていた．戦時色が深まり，「道頓堀行進曲」「東京行進曲」から「愛国行進曲」への流れとはかかわりなく，テンポの速いピアノ曲「トルコ行進曲」が大邸宅の奥深いところから聞こえてきていた．それは，どんな令嬢が弾いているかというイマジネーションをかきたてるものであった．

　戦後，ピアノが耐久消費財革命の目玉となって巷にあふれ，邪魔なピアノをトランク・ルームに預け，カラオケ・バーで「もしもピアノが弾けたなら」を歌う戦後的愚かしさから見れば，大邸宅の奥深いところから聞こえてくるピアノはなつかしい．しかし，思い出す情景には，彫り残しの多い版画のような暗さが付きまとっていた．

39. スペインの騎士

　戦前の「百曲集」などにスペインをテーマにした歌が多かった．「スペインの騎士」「スペインの姫君」「ラ・スパニョーラ」「アイ・アイ・アイ」「ラ・パロマ」「スパニッシュ・セレナーデ」などなどである．大航海時代をリードし，ラテン音楽諸国を支配したのだから当然のことかもしれない．

文語体で訳された「スペインの騎士」の歌詞を今でも覚えているから，かなり入れ込んだのだろう.

　騎士が奏ず　ギタールラの　麗しき調べよ
　甘き音に　合わせ歌う　スペインの賛歌を
　われらの別るとも　な忘れまいそ
　日影うららに照り　もゆる恋の歌を

　どうやら，退却中の騎士と彼女との別れの歌のようだが，スペイン昔日の栄光が盛り込まれたような格調を持った歌であった.
　そのスペインでの内戦報道など，何のことかわからなかった. 新聞報道では「フランコ」が「善玉」で，「人民戦線」は「悪玉」というスタンスであった.

54. ジーラ・ジーラ

　焼け跡に建ったダンス教習所では，海外からの引揚者の中年女性が，ブルース，クイック，ワルツ，タンゴの順でダンスを教えていた. タンゴのレコードは「ジーラ・ジーラ」1枚だけだったので，やや擦り切れ気味のハスキーな「ジーラ・ジーラ」であった.

　やさしかりし君　初恋の人
　今はいずこか　ジーラ・ジーラ
　めぐり逢う日まで　また逢う日まで
　わがこころ永久に　変わらじ　君よ

57. ラ・メール

　1954年だったと思う. 有楽町の日劇エプロン・ステージでは，芸大出でフランス帰りの芦野宏が，やや堅い表情でシャルル・トレネの「ラ・メール」を歌っていた. 照明を落とした客席は「海」であり，遠い日の夏の蒲郡海岸を想起させた. 芦野宏はフランス語で歌ったが，薩摩忠の訳「ラ・メール　心を揺する調べ」もいい. 「ラ・メール」は「夏の海の青さ」にこころが揺れた日への郷愁の歌である.

2) 全方位・縦横無尽的展開

〔80. Believe me〕

　＜友情＞の Believe me は，今ではハーヴァード大の歌として知られているかもしれないが，もとはアイルランド民謡である．いまは「ダニー・ボーイ」として知られているかもしれない「ロンドンデリーの歌」もアイルランド製であり，ロンドンデリーはアイルランドの地名である．アイルランドの地名を冠した歌といえば，「ティペラリーの歌」がある．これは第1次世界大戦に，大英帝国のために駆り出されて戦ったアイルランド兵が，早く戦争を終わらせてティペラリーに帰ろうという中身で，広く連合国側の兵士たちによって歌われた．

　また第1次大戦直前の時期に氷山に当たって沈没した豪華客船「タイタニック」はアイルランドのベルファスト造船所製である．「タイタニック」の巨大なスクリューを十数頭の馬が運んでいる写真があるが，なにか豪華さと貧困が同居しているような印象を受ける．比較的最近，このベルファストの「霊園つき病院」が話題になったことがある．「霊園」はカトリック，プロテスタント，ユダヤ教などに区分されていたが，なにか高齢化社会を象徴するような話題であった．

　頭を回転させてウィリアム・ペティの『アイルランドの政治的解剖』（1691）まで遡れば，これは「社会科学的医療論」の起点であることがわかる．労働価値説，社会統計学の起点であると同時に「社会解剖学」の起点に位置づけられるのではないか．『病院の解剖学』『都市 GP の解剖学』など，この種の本はイギリスに多い．

　また，視点を変えて，イギリス市民革命の戦士としてペティをとらえ，「市民革命なき日本」における「内なる市民革命」のあり方を問うことも必要だろう

　以上，100曲を思い出し，35曲にショート・コメントを入れ，7曲から「短文」を作り，最後に「全方位・縦横無尽」的展開の起点として「Believe me」を取り上げてみた．

3)「情報連鎖のキー」としての歌

　私の言いたいことは歌（音楽）の持つ感性的論理性と普遍性は「情報連鎖のキー」たりうること，国境をまたいで通用する普遍性を持っていること，その論理

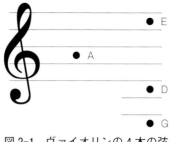

図 2-1　ヴァイオリンの 4 本の弦
の音の高さ

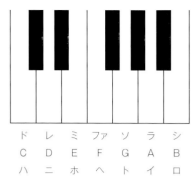

図 2-2　ピアノの 1 オクターブ．7
音で半音を入れると 12 音

性のゆえに「歌」を聞けば，頭で譜面化し口から再生できること，したがって「音痴」とは，実は「論理痴」であること，などである．

　赤ちゃんの産声の音の高さはおおむね A の音（ハ調のラ）の高さといわれている．そしてオーケストラの音合わせは A の音で行われる（図 2-1）．

　コンサートマスターがオーボエに A の音を吹かせ，ヴァイオリンならば上から 2 本目を合わせるわけである．

　弦の長さを半分にすれば 1 オクターブ高くなるが，1 オクターブは図 2-2 のように 7 音音階の「7 音」であり，「半音」を入れれば「12 音」である．

　2013 年，「『コンドルは飛んで行く』100 年」などと言われた．おそらく元歌はインディオが手作りの木管で吹いたものだろう．それを 7 音音階に落とせばサイモン・ガーファンクルの譜面となるということだろう．逆に言えば，譜面とは一種のガイドライン，どうモディファイして歌うかは，歌う人の解釈，思い入れだろう．

　譜面で覚えた「ロッホ・ローモンド」と，スコットランドの樵（きこり）が歌うものとはかなり違った感じがし，むしろ日本の日向地方の民謡「刈り干し切り唄」との類似性が感じられたりする．また，ボブ・ディランの歌う「風に吹かれて」の中に「木やり唄」か「ヨイトマケ」のような音程を感じることもある．

　ベトナム戦争のころの反戦歌「花はどこへ行ったの」のルーツをたどった NHK の取材班が行き着いたのは「コザックの子守唄」であったし，同じくそのころ歌われた「頭がい骨の歌」（「しゃれこうべと大砲」という訳もある）はシチリア民謡であった．

　言語は国境で止まってしまうが，メロディー，リズム，サウンドは共感を誘い，共感を求めながら自由に国境を越えて行き来する．

　また，「語り」系のシャンソンは，記憶を豊かにする「情報連鎖化のキー」となり，「最大のシャンソンは『平家物語』」と書いた，シャンソンの歴史本もある．琵琶法師のように語り，吟遊詩人のように歌える「グローバル市民」を目指すべきではないか．

4)「医療・福祉の世界史」で 100 話，「看護史」でも 100 話を考える

　100 曲の歌で頭の回転力を高めたところで，「医療・福祉の世界史」について 100 話を考えていただきたい．第 1 章では「ホラ吹き的大構想」が「小冊子」になったプロセスを紹介したが，ここでは雑誌「いのちとくらし」に 20 回（2008-2013）連載した「医療・福祉職の世界史」を「目次的」に掲載する．中身を想像していただきたい（**表 2-2**）．さらに，「看護史でも 100 話」（**表 2-3**）を考えよう．

表 2-2　医療・福祉職の世界史（社会福祉と医療政策・100 話）

1. 市民の登場
1. 十字軍あたりを起点に
2. ペストの大流行と『デカメロン』—少数派がみずからを隔離
3. ルネサンスと解剖学—人間をより生き生きと描くために
4. 絶対王政の侍医たち—ウィリアム・ハーヴェーからドクター・コンドームまで
5. 市民革命と市民の医者たち—人間の可能性を求めて
〈十字軍遠征が生んだグロテスクな「貞操帯」〉〈市民革命が生んだ「市民の医者」の往診風景〉

2. 産業革命へ
6. 体内循環と社会における循環—「血液循環の原理」と「経済表」
7.「上からの改革」学—官房学・医事警察

8. フランス大革命前後—臨床医学の誕生
9. 軍医たちの集団医学—公衆衛生，社会医学へ
（ナポレオン軍の外科医，ドミニク・ジャン・ラレイによる災害医学，トリアージの始まりを追加）
10. 産業革命の後始末—工場法，改正救貧法，そして救貧医
〈帆船と産業革命〉〈産業革命期のイギリス労働者家庭〉〈イギリスの炭鉱労働者〉〈イギリスの労働者街〉〈疫学的手法でコレラ予防に貢献したジョン・スノーの名を冠したパブ〉〈使用禁止になった井戸〉〈英国医師会の啓蒙書〉〈住居は結核の温床〉〈病院では院内感染〉

3. 国民国家へ
11. 戦争と看護—ナイチンゲールの時代

医療

73. 貧困研究―振出しにもどって
74. 日本の「福祉元年」とオイルショック
　　―短命だった老人医療無料化
75. 原発と知識集約産業―「お受験」と競
　　争社会

16. 売り買い医療
76. 投資家所有型病院―病院の運命
77. 医療政策における民主党と共和党―そ
　　の古典的図式
78. 何でも売り買い―医療ツーリズムへ
79. 人の不幸もマーケット―医療過誤保険
　　など
80. 棄民・移民・流民―移民看護婦，流民
　　ヘルパー

17. 反社会保障の風
81. 公費抑制トリオ―レーガン，サッ
　　チャー，中曽根
82. 受診抑制と病院つぶし―逆風の 1980
　　年代
83. チームナーシングとナーシングホーム
　　―看護も 3 層，ホームも 3 層
84. 看護の変質―二重の代替
85. 権力者の学習―医療問題の難しさ
　　〈弾き出された人たち〉

18. 喪失と閉塞の時代
86. ゆとりとクッションの喪失―コンク
　　リートの巣箱の中で
87. もがきと暴力―そして虐待
88. 彷徨的流動と「棲み分け」―トレー
　　ラー住民，ホームレス，刑務所
89. 貧困とテロリズム―その標的は？

90. 展望を奪う勢力―軍・産複合体

19. 百話方式
91. 100 年 100 話の会―庶民史を勉強する
　　会
92. 『昭和史 100 話』の場合―昭和も遠く
　　なりにけり
93. 『研究史 100 話』
94. 『聞き取ってケア』から『親子 100 年
　　の自分史』へ―聞き取りからはたらき
　　かけへ
95. 構想と執筆のすすめ―看護師，貧困史
　　など
　　〈「自分史座標」の作り方〉

20. 医療・福祉職の世界史
96. 座標軸の手入れ・補強―竜骨を据えて
97. 連鎖的ストーリーメイク―そして発信
98. 総記憶量のフラッシュ―裁判の証人と
　　医療情勢分析論
99. 世界へ発信―日本の国保の歴史
100. 語り・はたらきかけの時代―
　　Narrative Medicine

〈補論〉　グローバリゼーションと医療
1. 社会科学的教養としてのグローバリ
　　ゼーション論
2. 掘り下げた学習を
3. グローバリゼーションと帝国主義―医
　　療の視点で
4. グローバル・ボトムライン―「下には
　　下がある？」
5. アンチ・グローバリズムと草の根・社
　　会保障―貧困のグローバル化に対して
6. 「緑」と「土」の連合―日本からの発信

表 2-3　看護史でも 100 話

1. 市民の登場

1) 近代看護以前のエピソード

＊参）Monica E. Baly：Nursing & Social Change.3 版（1995）「看護と社会変化」（仮訳）．Doborah Jedd 他：A History of American Nursing （2010），Jones & Bartlett：History of American Nursing「アメリカ看護史」

2) 十字軍の医療部隊—赤十字の起源は？．

＊参）野村拓・監修：日本赤十字の素顔（2003，あけびの書房）

3) 中世の医療部隊—「シャリテ」と「オテル・デュ」

4) 修道女的看護—ヴァンサン・ド・ポール

＊中世の教会，修道院を看護的視点で通覧する．文学作品も，例えばスタンダールの「カストロの尼」

5) 侍医の時代

＊中世から絶対王政の時代の医療を特徴づけるもの

2. 産業革命へ

6)「看護は教会から生まれ，軍が育てた」

＊これはヨーロッパの場合はあてはまるが，日本では，「看護は軍から生まれ，軍が育てた？」

7) プロテスタント看護婦（独）—テオドール・フリードナー

＊宗教改革と看護．「勤勉と節約」から「ピュリタン・ブルジョアジー」へ

8) エリザベス救貧法時代の看護

＊スペイン無敵艦隊撃破による海上制覇と奴隷貿易

9) 戦争と近代看護

＊救貧法時代の看護．18 世紀の軍医たち．

ジェイムス・リンドの壊血病対策．ジョン・プリングルの「病院熱」「監獄熱」研究．院内感染防止と近代看護．クリミア戦争とナイチンゲール

10)「看護覚え書」と「病院覚え書」−そのころの病院

＊「産業革命による鉄製ベッド」の導入

3. 国民国家へ

11) てん狂院法（The Lunatic Asylum Act, 1845）

12)　小石川養生所の看護

＊幕府は年間 700 両を出していたこと．定員 120 人，最大限入所日数は 2 年から 20 か月に

13) イギリス産業革命と不潔

＊ 19 世紀老人ホームのひどさ．参）Michael J. Denham：Care of the Long Stay Elderly Patient．2 版，（1991），Chapman & Hall.『高齢者の長期ケア』

14) コレラと貧民くつ

＊ジョン・スノーのコレラ・マップ

15) ナイチンゲールとチャドウィック—都市と野戦病院

＊院内感染防止と院外感染防止．＊参）Monica Baily：Florence Nightingale and Nursing Legacy （1968），Croom Helm.『フローレンス・ナイチンゲールと看護遺産』，看護婦の年齢構成

4. 植民地支配へ

16) 訪問看護，ウィリアム・ラズボーン，（1859）

＊参）Carol Robertson：Health Visiting in Practice （1988），Churchill Livingstone.

17) 南北戦争とクララ・バートン（1821-

1912).
＊アメリカ史にとっての大きな節目．『風と共に去りぬ』に見られるように，看護はボランティアの仕事．北軍従軍牧師の留守宅の話としての『若草物語』
＊参）Mary E. Kinn 他：The Medical Assistant, 7 版．（1988），W. B. Saunders，『メディカル・アシスタント』
18)「ミドル」と Private Duty Nurse
＊病院が伝染病の隔離施設や貧民，生き倒れの収容施設であったころ，「ミドル」の医療は開業医と Private Duty Nurse によって担われていた
参）Private Duty Nurse を取り上げた文献：
Ann Oaklcy：Essays on Women ,Medicine & Health（1944），Edinburgh Univ. Press「女性，医療，保健」．Amy Marie Haddad 他：Ethical And Legal Issues in Home Health Care（1991），Appleton & Langer.『在宅ケアの倫理的，法的問題』
19) 後追い看護システム
＊H.E. Singerist は帝政ロシア時代の上からの改革，農奴解放（1861）に関連させて「ゼムストボ医療」という言葉を使っているが，同様の文脈で「ゼムストボ看護」が存在したのかどうか．また，一般論として，後追いの上からの近代化の場合における問題
20) 西南戦争と博愛社
＊在来「看護史」記述の再検討．軍が必要とする看護婦養成を一手に引き受けた日本赤十字社の特殊性

5. 第1次世界大戦・前後
21) 1887 年のフロアナースの Duty
＊医療技術革新以前で，医療が治療上の決め手を持っていなかった時代の看護．参）Jo Ann Zerwekh 他：Nursing Today,（2000），W.B.Saunders.『今日の看護』.

22)「流出民も流入民も英国史の特徴」
＊奴隷売買を含む人口の国際流動という「視点」が在来型の看護史に欠けているのではないか
23) アイルランド看護師の意味
＊「看護徒弟」という言葉に注意．参）Gerard M. Fealy：A History of Apprenticeship Nurse Training in Ireland.（2006），Routledge.『アイルランドの看護婦養成史』
24) 救貧看護研究所（1889）
＊Poor Law Network（1839）に触れた文献．参）Rob Baggot：Health and Health Care in Britain.（1944）『英国の保健と医療』
25) デトロイトの看護学校（1893）
＊デトロイトのファーランド看護学校．参）Ian E.Thompson 他：Nursing Ethics 2 版，（1988），Churchill Livingstone.『看護倫理』

6. 保健・医療政策の時代
26) 婦人従軍歌（1894）
＊「心の色は赤十字」という歌
27) 公衆衛生看護婦
＊やはりイギリス中心に Visiting Nurse, District Nurse,Community Nurse など，名称の整理をしながら学習する．アメリカのメトロポリタン生命保険会社の保健婦大量雇用
28) 母子保健と看護
＊20 世紀の最初の 10 年ほど，列強はそれぞれに母子保健政策を展開した時期．ミルク・ステーション，殺菌牛乳の配達．参）野村拓：20 世紀の医療史．（2002，本の泉社）
29) 米西戦争（1898）と看護部隊－敵はマラリア．＊スペインの歯を抜くアメリカの歯科医．参）Thomas Schoonover：Uncle Sam's war of 1898 and Origin of

Globalization.（2009），Univ. Press of Kentucky.『1898 年の戦争』

30）ボーア戦争（1899-1902）と修道女的看護婦の無能

＊日露戦争（1904-1905）時にイギリスは軍看護視察団を派遣．ボーア戦争とアフリカの環境．参）Stephen Dovers 他編：South Africa's Enviromental History.（2002），Ohoi. Univ. Press.『南アフリカの環境史』

7.「戦間期」の問題

31）学校看護婦（1904）

＊参）Sarah Luft 他編：Nursing in General Practice.（1994），Chapman & Hall.『一般医療における看護』（第 1 章は「社会政策の保健医療への影響」）

32）日露戦争（1904-1905）と看護―英国が見習った日本の軍看護

33）移民と看護

34）暗黒の看護　学生か，労働者か，徒弟か

＊1912 年創刊の「AJN」．参）Marion Ball 他編：Health Care Information Management System 2 版.（1995），Springer Verlag.『医療情報管理システム』

35）社会保険と看護の三層化（独）

＊Specialized Nurse, Basic Nurse, Home Help

8. 社会主義・社会福祉・優生思想

36）保険医スト（独）（1913）

＊ドイツ疾病保険：1883-1997，ハルトマン同盟：参）「20 世紀の医療史」「社会保障と医療政策・100 話」，英語でも「看護保健」，Nursing Insurance, 1995. 参）Francis D. Powell 他編：Health Care System in Transition － An International Perspective.（1999），Sage.『医療制度の変

遷―国際動向』

37）総力戦（第 1 次世界大戦）と看護マンパワー――米陸軍の黒人看護婦の採用

＊黒人看護婦，インフルエンザ

38）反ミリタリズムの看護婦とヘンリーストリート・セツルメント

＊マーガレット・サンガー：戦争で死ぬのは労働者・貧困層

参）Barry S. Levy 他編：War and Public Health.（1997），Oxford Univ. Pess.『戦争と公衆衛生』（第 23 章は「看護婦と戦争防止：第 1 次世界大戦時における看護婦の平和運動」となっており，3 人の看護婦，Margaret Sanger, Lillian Wald, Lavinia Dock の活動が紹介されている.）

39）ラビニア・ドックとクロポトキン

＊参）Ann Bradshow：The Nurse Appentice, 1860-1977.（2001），Ashgate.『看護徒弟，1860-1977』

40）『前線の看護婦』

＊「20 世紀の医療史」（2002）で紹介．ベルギー，フランス・サイドから前線の看護婦を取り上げたもの

9. 市場型医療とファシズム

41）リハビリ職種（OT, PT）の分化

＊ドイツ軍の攻撃の矢面に立ったベルギー，フランス・サイドで，傷病兵―リハビリ―職場復帰のシステムが作られ，リハビリ職種の登場もこの時期

42）ホームヘルプ，ホームケア―母子福祉法（英，1918）とフランス最初のホームヘルプ（1920）

＊参）Carolyn J. Huinphery：Home Care Nursing Handbook, 3 版.（1944），Aspen.『在宅看護ハンドブック』

43）看護婦不足―Registration of Nursing Act（1919）

＊多くの死傷者を出した「総力戦」の後始末もあれば，社会保険制度の導入による医

療アクセスの増大もある．また，医療技術
革新による近代的大病院の出現は，新しい
トレーニングを受けた看護婦を必要とした
44）在宅看護年表
＊在宅看護を，いくつかの流れに沿って整
理しておくことが必要．イギリス公衆衛生
バージョン，ドーソン報告へ，「ミドル」
の Private Duty Nurse，もっとも早く疾病
保険を始めたドイツでは，入院医療費抑制
を意識した在宅看護（1911），アメリカで
は生命保険会社の保健婦，ナーシングホー
ム
45）病院看護の時代へ—ゴールドマーク報
告（1923）
＊隔離・収容の場から治療の場へ，Mayo
Clinic の成功

10. 第 2 次世界大戦と医療

46）1930-1940 年代の看護
＊技術革新を遂げた病院で通用する看護婦
の養成，大恐慌とホームレス
47）ドーソン報告と保健所の看護婦
＊かつてイギリスの公衆衛生学者はナポレ
オン軍の軍医から学んだが，第 1 次世界大
戦時のイギリスの軍医ドーソンは，縦割り
でない予防・保健と医療の統一を目指した
48）ナーシングホーム，私的ナーシング
ホーム
＊ナーシングホームの法制化は，イギリス
では 1938 年のナーシングホーム法，アメ
リカでは 1935 年の社会保障法と考えられ
るが，他の国も含めて再確認しておく必要
がある．病院かナーシングホームか
49）映画「白衣の天使」（1936）
＊この時期，第一級の俳優を使って，ハリ
ウッドがナイチンゲールをモデルにした映
画を作った意味は，この時の ANA のスタ
ンスは？
50）生命保険会社の保健婦
＊参）Phillip W. Brickner 他：Long Term

Health Care.（1987），Basic Book.『長期保
健ケア』

11. 健康と社会保障

51）英国のナーシングホーム法（1939）
＊前年，安楽死法案は否決されているが，
安楽死，緩和ケアという文脈も考えてみる
べきである．参）Mary McClymont 他：
Health Visiting and Elderly people. 2 版，
（1991）．Churchill Livingstone.『訪問看護
と高齢者』
52）日本赤十字社の軍事的性格
53）国際看護婦組織
54）戦時救急医療
＊この言葉は翻訳語としては存在し得て
も，日本語としては存在し得ないかもしれ
ない
55）日中戦争と従軍看護婦
＊全日赤の資料や，戦争中の画報の活用

12. 運動・胎動の時代

56）病院船と看護婦
＊ 3000 トン・クラスの貨物船を改造した
ものが多かったこと．撃沈された病院船も
あるが，病院船を軍用に使ったことも事実
57）第 2 次世界大戦と看護婦の医師代用化
（米）—「看護診断」（1939）
＊参）Eugence Levine 他：Nursing
Practice in the UK and North America.
（1993），Chapman & Hall.『英国・北米の
看護』
58）看護要員の大量養成－ペンタゴンの医
療経済学
＊ 27 万から 820 万に増えた兵隊の看護
59）看護婦の三層構造とチームナーシング
＊参）Nicki Harrington：LPN to Rn,
Transition.（1966），Avebury.『准看から
正看へ』
60）占領下の看護—ステータスの引き上げ
になったか

13．人口・途上国・貧困

61）朝鮮戦争と MASH RN 中心の「移動外科手術部隊」

62）看護が取り込んだ理論 Maslow（1954）

63）看護婦，少佐級に―むかしは看護婦兵隊，婦長下士官

64）看護協会ご推薦映画『明治天皇と日露戦争』

＊「大東亜戦争」と輸入カタカナ看護用語が共存する奇妙な団体

65）病院給食と看護婦

＊病院給食が看護の主要テーマであったころ．看護雑誌での「病院給食特集」には看護婦中心に診療科長も参加．その後，病院給食は調理師と給食婦の問題となり，やがて外注されて医療食会社へ

14．ベトナム戦争前後

66）60年安保と病院スト

＊看護婦の「人権スト」としての病院スト．

67）ベトナム戦争―救急ヘリとインターネット

＊1966年段階で，アメリカ国内での救急搬送の半分は霊柩車によるものであった．

68）「看護と社会政策」という視点

＊ Pippa Gough 他：Nursing and Social Policy.（1994），Butterworth Heinemann.『看護と社会政策』参）WHO：Nursing Practice.（1996），『WHO の看護』

69）ANA の「社会政策声明」

＊参）Elise L. Bandman 他：Nursing Ethics through Life Span. 3版，（1995），『ライフスパンでの看護倫理』

70）准看とナーシングホーム

＊参）D. Peter Brikett：Psychiatry in Nursing Home. 2版，（2001），『ナーシングホームにおける精神医学』（70万人准看の25％はナーシングホーム）．Andrew D.

Weinberg：Risk in Management in Long Term Care.（1998），Springer.『長期ケアにおけるリスク・マネージメント』（ナーシングホーム数：19,000）

15．社会階層と健康・医療

71）ケアの市場化（第12回・医療政策学校，2003.10.17.）

現代ケア論　(1)ケアという言葉：①英語と米語―Caring と Caregiving，②前付きケアと後付きケア―「看護ケアプラン」，「ケア・ホームにおける終末」，③時間的・空間的ケア，④社会的ケア，⑤特殊な使われ方―「資本主義をケアする」，(2)ケア提供者の歴史的変遷：①権力者のケア（侍医）と共同体の「お助け婆さん」，「魔法医（Witch Doctor）」，②教会，修道院，救貧施設―「霊園つき病院」が存在する理由，③市民と町医者―ポスト市民革命，「親愛なるヤブ医者」の時代，④都市の sick poor ― 公衆衛生看護 Henry Street Settlement，⑤医療技術の発達と病院の近代化－Cure 的要素が加わる，⑥ Cure への期待度の高まり，Mayo Clinic, Cure の拠点としての病院，Care は訪問看護，社会福祉関係者，往診する開業医，⑦看護婦の大部分は Cure システムに組み込まれる，⑧ Nursing Home と Home Care, Self Care. (3)ケアの「代替性」と「商品性」：Careliving と実体的，モノ的とらえ方をすることの意味．(4)時間的，空間的貧困化が生むリスク：①古典的貧困の中での「時間」と「空間」，②マンションにおける赤ちゃんの「安全」のためのチェック30項目．(5)マンションで30項目ならば，病院では―各種リスクが集約される場としての病院．(6)リスクをカバーできるケア体制と安全の問題：①「脱公的責任」「営利原則」「市場原理」を否定しうるものとしての障害者ケア，精神保健ケア，公衆衛生看護

…,②「時間」「空間」が営利原則によって食い荒らされることを防ぐものとしてのボランティア.(7)非営利・協同組織の可能性はないか.例えば,よりゆっくり流れる時間の共有,協力・共同による失われた空間の回復
72）社会福祉の「看護下働き」への組み込まれ
73）移民とケアラー
＊参）Mireille Kingha：Nursing on the Move – Migration and the Global Health Care Economy.（2006）,Mosby.『移動する看護婦–移民とグローバル医療経済』
74）「カリブ看護婦」という言葉—プエルト・リコの場合
75）植民地主義 —The Bottom-Line-Orientation

16.売り買い医療
76）イスラム圏の看護は？
77）看護の代替化
＊看護助手
78）PT 助手
79）ホームケア助手と母子ホームケア助手
80）Medical Assistant と Health Unit Cordinator

17.反社会保障の風
81）下働きの貧困
＊黒人看護助手のあわれさ.参）Jason DeParle：American Dream.（2004）,Viking.『アメリカン・ドリーム』
82）向き合わない看護へ
＊准看のリーダーシップ,正看はデスクワーク？
83）マネージャー看護婦と NP
84）DRG とケアプラン

85）看護理論の動向
＊「看護理論年表」（1965,1992）と「看護書のテーマ」（1952-1988）,看護モデルとパラダイム

18.喪失と閉塞の時代
86）暴力・虐待・看護（ジェンダー）
＊レイプ看護,看護婦への暴力,女性医療費
87）地域看護
88）災害看護
＊災害支援拠点病院
89）デイケア
90）「引退の里」運動
＊参）Sheila Sharky 他：Community Care — People Leaving Long Stay Hospitals.（1990）,Routledger.『長期入院から地域ケアへ』

19.百話方式
91）ホスピス看護と緩和ケア
＊ Death and Dying –終末看護
92）NANDA「看護診断」
93）家庭看護と地域看護診断
94）情報技術と看護
＊テレ看護,インターネットと看護
95）全人的看護とゼネラリスト看護師

20.医療・福祉職の世界史
96）リーダーシップと職種間連携–保険クラークなど
97）マネージャーと医師代替職への引き裂かれ
98）外国人看護師用英語
99）踏みとどまるべき地点の探究
100）看護師のはたらきかけ

5）この 100 年を医療・福祉の視点で考える

　頭の回転術として「100 曲」「100 話」を思い出したり，構想してみることを試みた．今度は 100 年という歴史的スパンでの頭の回転術である．この 100 年，いろんな取り上げ方ができるが，この 100 年を医療・福祉の視点から見てみよう．

　今から 100 年前，世界は「スペインかぜ」（実はアメリカかぜ）というパンデミックの脅威にさらされていた．第 1 次世界大戦の最中に発生したので，交戦国はマンパワー上の配慮で罹患状況を公表せず，中立国スペインは公表したので「スペインかぜ」になってしまったが，本家はアメリカ（カンザス州あたり）の新型感染症で，本家では実に 55 万人の死者を出した．この数字は第 1 次世界大戦のアメリカ軍の死者 11 万人の 5 倍であった．

　この時期は，日本でも乳児死亡率（統計がとられるようになってから）が一番高い時期であり，赤ちゃんが 100 人生まれれば 1 年以内に 18 人が死んでいた．野口雨情の「シャボン玉」の一節，「生まれてすぐに　飛ばずに消えた」は失った女児への痛恨の歌といわれている．

　私が生まれた昭和 2 年（1927）には多少改善されてはいたが，100 人生まれれば 15 人は 1 年以内に死亡していた．言い換えれば，私は 85 人の方に入ったわけだが，93 歳の今，生き残っているのは何人か．「飛ばずに消えた」方が楽だったのかどうか，ということである．生涯学習とは，とりあえずは「今まで生きてきたことの意味」を考えることではないだろうか．

　「生きる」ことに専門・非専門はない．「生きる」ことは専門外なので，どうも苦手で，という人はいないだろう．言い換えれば，「生きる」ことはアマチュアリズムの極致であり，生きることによって身につく歴史，「自分史」はプロの歴史家も及ばぬものを持っている．このプロの歴史家も及ばぬものをいかに生かすか，これが生涯学習のテーマといえるのではないか．

　では，「医療・福祉職の生涯学習」とはなにか．人間はどこかで医療・福祉とかかわりを持つ．ケアの提供者としてか，対象者としてか．「老老介助」だと 1 人 2 役で，提供者兼対象者という密度の濃さである．だから，医療・福祉は共通する学習項目といえる．そして「共通する学習項目」の歴史はプロの歴史家が提供する歴史よりは有益ということになるのではないか．

　医療・福祉は，いい意味での「歴史におけるアマチュアリズム」を発揮する「場」となりうるのではないか．「世界史」の先生というのは，現代まで到達するはるか以前に講義・授業時間の方を終わらせる専門家ではないか．それならば，医療・福祉の視点で，現在への投影まで含む「非専門的・アバウト世界史」を書いてやろうではないか．

6）この100年を考える：
国勢調査100年─国民管理か，可能性の追求か

　頭の回転術として「100曲」「100話」を思い出したり，構想してみることを試みた．こんどは100年という歴史的スパンでの頭の回転である．この100年，いろんな取り上げ方ができるが，ここでは最初の国勢調査から「マイナンバー時代」までの100年を「国民管理か，可能性の追求か」という視点でスケッチしてみた．

(1) 人口統計の意味

　今年，2020年は大正9年（1920）に第1回国勢調査が行われてから100年の節目なので，この機会に「人口センサス」の歴史的意味について考えてみようと思う．そもそも公権力が「人口」に関心を持つ動機は何だろうか．「人頭税」徴収のためか．「ヨーマン（独立自営農民）は王国の華」といわれ，「数は権力なり」であったからか．

　「人口センサス」ではスウェーデンの1749年がもっとも古いといわれているが，その動機は何だろうか．おそらく「人口は増えつつあるのか，減りつつあるのか，変わらないのか」を知りたかったからではないか．そのころの牧師で人口学者のJ.P. ジュースミルヒはその著書『神の秩序』で「人口はある規則性をもって増えつつある」と主張した．

　新興国アメリカでの「人口センサス」が1790年と意外に早いのは「人種別の統計把握」が必要だったからだろう．しかし，「人口センサス」は1回だけではさして意味がない．定間隔的に繰り返されることによって意味を持つ．その点，1801年を起点として10年ごとに繰り返されるイギリスの「人口センサス」は公衆衛生的意味を持ち，W. ファーはじめ優れた公衆衛生学者を生んだ．

　しかし，日本での第1回国勢調査のとき，「公衆衛生」という言葉はなかった．

大日本私立衛生会の機関誌が一時期「公衆衛生」を名乗ったのは昭和初期であり，昭和 13 年（1938）に，ロックフェラー財団の全額寄付で「公衆衛生院」ができるまで，「公衆衛生」を冠した組織は存在しなかった．

　では，日本での「人口センサス」を動機づけるものは何であったか．おそらく第 1 次世界大戦時に登場した「総力戦」「人的資源」イデオロギーの影響や，「過剰人口論」「移民政策」の根拠となる理論を求める気分などではなかったか．

(2) クロスセクションとタイムシリーズ

　統計（学）Statistics の語源が State（国家）であることからわかるように，ある時点における国勢，国情をとらえた国情学，国勢学からスタートし，国民管理の政策的手段として展開されたのが「統計学」の始まりである．その後，国家統計を「国民の可能性」に読み替える風潮が芽生え，「可能性の数学」としての「確率論」が加わることによって，統計学の性格をめぐって「統計学か闘鶏学か」というように侃々諤々の議論が展開された．

　国勢調査結果を「人間の可能性」に読み替える試みとしては，西野陸男の「労働寿命」の研究（昭和 7, 8 年頃）がある．これは 1920 年（大正 9）と 1930 年（昭和 5）の国勢調査における労働者の年齢分布を比較し，分布の幅から「労働寿命」という概念を導き出したものである．

　また，安藤政吉は「工業人口の再生産」という視点から，日本の工業が自らの責任において労働者の再生産に寄与せず，農村からの出稼ぎに依存していることを批判した．

　しかし，クロスセクションの国家統計を「国民の可能性」に読み替えるのには限界がある．重要なことは，国民生活のフォローアップ・スタディではないか，ということで，欧米では第 1 次世界大戦時に生まれた子どもや世界恐慌時に生まれた子どものフォローアップ・スタディが行われるようになった．

　フォローアップ・スタディでも 1883 年にスウェーデンで行われたものが最初といわれているが，比較的早く日本にも紹介された．C. ブースや B.S. ラウントリーの貧困調査も一種のフォローアップ・スタディであった．日本では未完成に終わったが，丸山博の「69 人の労働者とその家族」がある．

　これは，敗戦直後の食糧事情が悪かったころ，労働者家庭で生まれた子どもたち

への保健婦による訪問・フォローアップ調査であり，訪問保健婦が区役所に粉ミルクの配給を求めに行ったりしたので「アクション・リサーチ」の始まりともいえる．大阪周辺の9つの事業所から69世帯を選んでの調査であったが，その後，丸山の東京転出によって中断され，1960年に再開されたときには，9つの事業所のうち中小企業の6つはつぶれ，把握できたのは3つの事業所，29世帯に過ぎなかった．

(3)「百年の計」を持って生涯学習を

　戦後，厚生省の進歩的官僚は「国民のための統計」を志向し，初期の「国民健康調査」のような国民参加型の調査を生み出した．ヨコ軸に10月1日から31日のカレンダー，タテ軸に家族名を入れた，当時としては立派な厚紙の1か月分の健康日誌を作成し，調査員（保健婦など）がチェックする方式である．

　「世帯」において「病人」をとらえる「国民健康調査」と，医療機関において「患者」をとらえる「患者調査」とは，国民のための医療行政を進めるうえでの有力な手掛かりであったが，その後，行政自らが「手掛かり」を抹消してしまった．1950年には1.51であった「人口再生産率」が1.0を大きく割り込んで0.7程度に落ち込むと「人口再生産率」という統計指標を廃止して「合計特殊出生率」というわけのわからぬ指標を採用して国民の目をごまかした．そして，今現実に人口は減り始めている．なぜ減るのか，簡単に言えば「経済的理由による中絶」を法的に認めたからであるが，これは法的に禁止すれば解決するような簡単な問題ではない．「経済的理由」としての「貧困」に原因があるからである．

　この「貧困」はアフリカ的貧困ではなく，「高額の消費的支出を強要される日本型貧困」である．消費生活の隅々まで有料化，市場化し，市民生活から「ゆとり」「クッション」「遊び」の部分がなくなり，むかしならある程度どんぶり勘定で育った子どもが，それぞれ「高額な消費単位」となった結果である．むかしの「入会地」のように「タダの生活資料」を提供し，子どもたちの遊び場にもなった生活空間が奪われた結果としての「人口減」である．閉鎖的空間で親が子どもを虐待する「貧困」こそ，貧困現象の最たるものではないか．

　第1回の国勢調査では63万4千人の「家事使用人」が報告されている．その多くは貧困の「口減らし」としての女中奉公と思われるが，それは「骨肉の情に支え

られた貧困」であり，「骨肉の情」を喪失した現在の「貧困」とは違うように思える．

　この 100 年で，何がどう変わったか．京都市は「上京」「下京」の 2 区，大阪市は東西南北の 4 区だったころ，「世帯区分」は「1 人世帯」から「51 人以上世帯」という区分であった．そのころからいかに変わったか．大商店の番頭も丁稚も，家内工業の職人も「世帯」に含まれていたころとどう変わったのか．

　大阪の船場では，子どもが大人用の自転車に横から足を突っ込んで乗ることを「丁稚乗り」と呼んだことなど伝わっているだろうか．いずれにしても，これまで通りの価値観は改訂が必要である．あるいは改訂には「100 年の計」が必要かもしれない．そして，「100 年の計」のためには，まず「来し方 100 年のおさらい」が必要でないか．

3. 回転軸への取り込み―自分史座標づくり

1）生涯学習の模式図―回転軸と3つの出城

　100曲，100話，100年のスパンでの頭の回転によって，回転軸としての自分史座標が形成されるわけだが，学習方法論も視野に入れて学習模式図を作成すれば**図3-1**となる．すなわち，自分史座標を「本丸」とし，3つの「出城」，「高速世界史認識法」「もの書きテクノロジー」「はたらきかけ」が「本丸」を囲む形である．

　以下に，「自分史座標づくり」について説明する．

2）まず「自分史座標」づくり―100年・100話

　2014年3月15日，北九州で私の「米寿祝い」をしていただいたとき「自分史八十八か所・頭のお遍路」として88話を用意したが，その後，さらに書き加えて「100話」にしたものを郷土雑誌「伊賀百筆」（No.24. 2014）に掲載した（**表3-1**）．

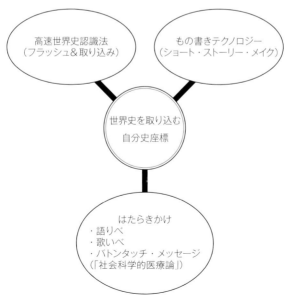

図 3-1　生涯学習の見取り図

表 3-1　自分史「100 話」

1. アルバムも焼かれ―おぼろげな記憶
2. 「ウサギは要らんかね」―満州事変の余波
3. 「赤城おろしに送られて」―旧制前橋中学校文芸誌「坂東太郎」と萩原朔太郎
4. 「男は爪にいっぱい垢をためて」―生活綴り方運動の残照（甲府）
5. ベルリン・オリンピックと矢田選手―矢田選手と下山事件
6. 日中戦争，静岡連隊の出征―遺骨の出迎えも
7. 場末の小学校で譜面読みの特訓―メロディを聞けば「譜面化」できる
8. 私立ボロ中なれど―反逆の英語教師にしごかれて
9. 「雲白き夏の来て」―蒲郡の夏，そして最後の夏
10. 士官とネイビーブルーの選択―江田島へ
11. 「出雲」から「大和」を見る―歴史が濃縮された風景
12. ヒロシマ，きのこ雲―そして，8 月 22 日の宇品港から広島駅
13. 学生グループ「パルナッスの丘」とのかかわり―マルクス主義との出会い
14. 食糧難で米本位制――一流学者，芸術家も米どころで
15. 学生社研連委員長で新聞部主将―どちらもつかの間
16. 編集者時代の勉強―杉靖三郎に「頭の回転」を学ぶ
17. 日本科学史学会で―ダーウィニズムとイギリス農業技術，そして薬学史も
18. 相川春喜・田中実・山崎俊雄『発明発見図説』で分担執筆―初の原稿料
19. 阪大へ漂着―そして「医学史研究」
20. 『第三の科学史』（1967）―立命館大，科学史テキスト
21. 連載とリズムづくり―日本ヘキスト社の型破りのPR雑誌
22. 「二重ふるい分け理論」―生産的ふるい分けと保障的ふるい分け
23. Lexis-Nomura 図法―「暦年」「年齢」「生活史」
24. 雑誌連載から「本」に―『講座　医療政策史』（1968）
25. 『医学と人権』（1969，三省堂）―食卓兼勉強机で「書き下ろし」
26. 保険医運動との出会い―保険医総辞退前夜の総会講演（兵庫）
27. 『現代の医療政策』（1972）―医療における日米関係，日本医師会論など
28. 『健康の経済学』（1973，三省堂）―「健康の切り売り」で経済成長
29. （共著）『医学経済思想の展開』（1974）―まず学説史から
30. （連載）medical economics ―同名の雑誌からのピックアップで「現代医療」に
31. テレビで「健康産業論」―親孝行のつもりで教育テレビの 1 時間番組
32. 黒田革新府政下で職員研修会講師―やりにくい！
33. 『日本医師会』（1976，勁草書房）―川上武さんにすすめられて
34. 『医療政策論攷 1・2』（1976）―「社会医学の系譜」など
35. 「医療経済セミナー」から「医療経済研究会」へ―医療経済やると家が建ちますか？
36. 『日本医療の進路』（1977，大月書店）―みんな若かった？
37. （連載）『看護婦のための医療経済入門』―語りかける文体

38. 『国民の医療史』(1977, 三省堂)―泉州看専の「医学概論」テキスト
39. 『医療問題入門』(1978)―講義, 講演対象の拡大に対応して
40. (共編)『地域医療 1・2・3』(1976,1976,1979)―益子義教と
41. 裁判の証人で福岡地裁へ―北九州の市民病院職員の大量分限免職問題
42. 『白い巨塔』と医学博士の新聞記者・大熊房太郎―「お豊さんはねえー」
43. 看護学校で「衛生法規」, 福祉系で「医療社会事業」―やれば覚える
44. 阪大医学部で「医学概論」, 歯学部で「衛生学」―奈良医大で徳洲会の弟
45. 分担執筆の心得―まず編者の指揮能力, メンバーにブレーキがいるかどうか
46. 『戦時下医療政策ノート』(1978)― 4 冊セットで『戦時下医療政策集成』
47. 『保健医療の社会科学』(1979)―保健婦養成教育がましだったころ
48. <通信講座>「保健医療経済学・教程」(1979)―スクーリングが赤目合宿
49. 『医療と国民生活』(1981, 青木書店)―社会的再生産失調という視点
50. (連載)「武見日医の 25 年」(1982)―「健保民営論」の大広告
51. 『医療改革』(1984, 青木書店)―海外文献の取り込み
52. 医療生協ブックレットと「医療生協運動」―連載「地域医療診断」
53. 「野村研だより」(1985)―ペーパーブログのはじまり
54. 「月間保団連」(1983 創刊) とのかかわり―「漫歩計」「雑花展」など
55. 「マクロ」(「野村研だより」改題)―海外文献重視
56. 「エコノミスト」連載―『病める医療』へ
57. 『日本医療と医療運動』(1987)―編集者とのミスマッチ
58. 『医者たちの 8 月 15 日』(1987)―大阪府保険医協会とのかかわり
59. (編著)『日本人の生涯と医療』(1990)― B. S. Rowntry からのヒント
60. 『昭和医療史』(1991)―退官記念出版
61. 国立病院統廃合と国保―『国民の医療をまもる』(1991)
62. 大阪社保協の再建―健保, 国保, 生保, 自治体病院問題
63. 『みんなの医療総論』(1993, あけび書房)―龍谷大テキスト
64. 所長二口―国民医療研究所と北九州医療・福祉総合研究所
65. 「医療史セミナー」「医療縦横無尽学」―広域暴力団のように
66. 『わかりやすい医療経済学』『わかりやすい医療社会学』―皮とアンコの共著
67. 衆議院行政改革特別委員会で参考人―裁判の証人よりは楽
68. もぐり聴講生たち―「もぐり」も「本」も「王将」「つぼ八」コース
69. 原野のなかの滋賀医大―ミシガンにも乗りました
70. 『21 世紀の医療・介護労働』(2000)― 24 人の執筆者と指揮官の運用術
71. 『ケアマネ 609 人の証言』(2000)―「ケアマネの会」の会長もやらされ
72. (監修)『日本赤十字社の素顔』(2001)―大正生まれの従軍看護婦たち
73. 高齢化地域探訪―「あんだんて」連載
74. (編著)『看護政策の学び方』(2001)― Music, English, Nursing 連載
75. 『20 世紀の医療史』(2002)―「月刊保団連」に 72 回連載
76. 『医療の社会科学』―喜寿祝い

77. （共編著）『聞き取ってケア』(2003) ―「地名漢字」連載
78. （編著）『21世紀の医療政策づくり』(2003) ―仏教大通信教育テキストに
79. 「有事・戦争博物館」― （「くらしと福祉・北九州」―50回連載）
80. 「文献プロムナード」(2003-2009) ―グローバル化時代に備えて
81. 「海外新刊紹介」―1点1頁でただいま77回（「くらしと福祉・北九州」）
82. 現地調査とアクション・リサーチ―はたらきかける調査
83. 『時代を織る』(2006) ―朝食前に「1単位」
84. 傘寿記念『連載巻物』(2006) ―連載もの75本
85. 『親と子の百年　自分史』(2007) ―聞き取りと語り
86. ア・ラ・エイティの学習―ひらめきとときめき
87. 「医療政策学校」, そして医学史研究会へのテコ入れ―わが軍団
88. （連載）「社会福祉と医療政策・100話」―世界史の取り込み
89. 復刻『講座　医療政策史』(2009) ―41年を経て
90. 看護史補強―「百話方式」と「あ・ら・かると」
91. （連載）「平成語りべ物語」― Narrative Medicine へ
92. （編著）『医療の政治力学』(2011) ―何が医療を動かしているか
93. （連載）「ストーリーメイク百科」―記憶の連鎖とフラッシュ
94. 依頼序文・文例集―濃縮と精錬
95. 『新・国保読本』(2014) ―闘いへの助走路としての歴史
96. 「医療政策・研究史」―ホラ吹きレジュメ
97. どちらもレジュメ1500枚以上, 京都・大阪の研究会―「忘却」との闘い
98. スクラップ50年―「時系列一本化方式」
99. グローバル教養学―「地球市民」の良識と節度
100. 米寿記念書き下ろし―「海軍史と医学史」

3) 子が親から聞き取る 60 話

　無理に100話にする必要なく, だいたい, トシの数ほどストーリーを作り, 時系列に配列すれば, なんとなく「自分史座標」めいたものが出来上がる. もし100年のスパンでということなら, 親からの聞き取りを加えたらどうか, というのが『親と子の百年自分史・聞き取りハンドブック』(2007. かもがわ出版) である. ここでは50代の子が80代の親から聞き取る想定で**表3-2**のような60話の想定となっている.

表 3-2　子が親から聞き取る 60 話

第 1 部　自我の形成

1. 親，兄弟（姉妹）から聞いた話
2. 「ものごころ」がついたころ
3. 家と隣近所についての記憶
4. 「肉弾三勇士」と「靖国神社」
5. 子どもたちの遊び
6. そのころ読んだ本や雑誌は
7. 小学校に上がったころ
8. 遠足，運動会
9. 小学生時代の四季
10. 日中戦争始まる
11. 修学旅行，人生コースの枝分かれ
12. 国家総動員法のころ
13. 配給制と切符制へ
14. 紀元は二千六百年
15. 配属将校と軍事教練

第 2 部　将棋の駒のように

16. 産めよ殖やせよ
17. 体力章検定と体力政策
18. 太平洋戦争始まる
19. 防空演習，そして空襲
20. 球技全廃，国防競技
21. 徴兵検査
22. 勤労奉仕から工場動員へ
23. 学徒出陣
24. 戦争と看護婦たち
25. 軍隊での戦争体験
26. 内地で，軍隊以外で
27. 外地で，民間人として
28. 戦時下の女性
29. どこで戦い，どこで死んだか

第 3 部　もどってきた自我

30. 天皇の声を聞く―8 月 15 日

31. 歴史的どん底生活
32. 「米」不足・空腹なれども知識欲
33. 社会運動の時代
34. 朝鮮戦争のころ
35. そのころの結婚生活
36. 「もはや戦後ではない」？

第 4 部　他者のために生きる

37. 60 年安保のころ
38. 「子育て」の時代
39. 東京オリンピック前後
40. 「三種の神器」とローン
41. マイホーム作戦
42. 万博・公害・福祉元年
43. オイルショックのころ
44. 教育の今昔―進学競争の時代へ
45. 世界を股に生きる時代
46. 災害の記憶
47. 定年を迎えての生活設計
48. 「老い」と自由時間
49. 同級会，体験を共有するグループ
50. 年を取ることの意味

第 5 部　もう一度，半生を振り返って

51. 仕事への想い①　農林漁業
52. 仕事への想い②　ものづくり
53. 仕事への想い③　サービス部門
54. 誇れること，自慢できること
55. 世代差を感じるとき
56. 影響を受けた映画・小説・本
57. 思い出の旅と人生
58. 戦争と平和について想うこと
59. 人生の節目は
60. 次世代に伝えたいこと

4) 歴史，年齢，自分史—Lexis-Nomura 図法

　自分史を「生きた時代」と関連付けるためには，タテ軸に暦年，ヨコ軸に年齢，そして斜めの線で自分史を示す方法が有効である．私の場合を示せば，**図 3-2** のようになるが，これを見れば 15 年戦争の始まりのとき 4 歳，終戦のとき 18 歳であることがわかる．また，「徴兵検査」を受けた最後の世代（1945 年には 19 歳に引き下げられたが）が，今何歳かがわかる．また，「団塊世代」を帯状に示すこともできる．

　この図法を家族関係や家系図に応用したのが**図 3-3** であり，丸山博によって，森鷗外と同時代人との関係を示したものが，**図 3-4** である．ここで Lexis-Nomura 図法という言葉が使われた．

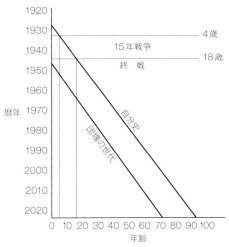

図 3-2　自分史を「生きた時代」と関連づける（筆者の場合）

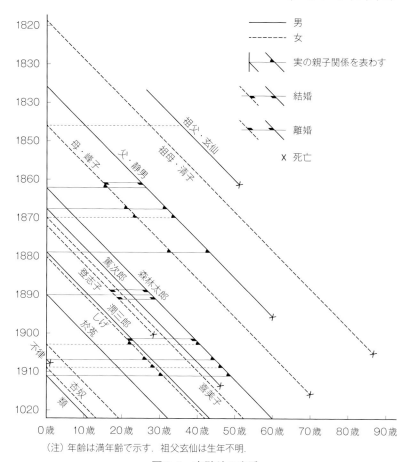

（注）年齢は満年齢で示す．祖父玄仙は生年不明．

図 3-3　森鷗外の家系

5) ペティ・ダイアグラム

図 3-5 は Lexis-Nomura 図法で，W. ペティとイギリス市民革命，同時代人との関係を示したもの．1969 年に出した『医学と人権―国民の医療史』では「市民革命なき国の医療」というイントロダクションを使ったが，医療関係者として「内なる市民革命」を任せられる契機となった歴史的事象である．言い換えれば，「世界史を自分史に取り込む手がかり」ともいえる．

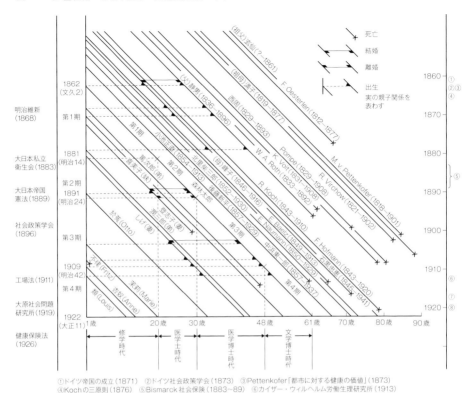

図 3-4　Lexis-Nomura 図法による鷗外関係史（稲垣達郎・編：森鷗外必携. 1968, 学燈社）

6）世界史を自分史に取り込む

　さて，世界史の自分史への取り込みである.

　例えば，いま国民的課題となっている感染症対策に関連して，保健啓蒙的施策の歴史を駆け足でたどるならば，表 3-3 のような歴史的項目が上がってくる.

　これは，不平等条約の下で外国船に対する海港検疫権を持たぬ日本が国民に対する衛生教育によって被害を食い止めようとした苦心，感染症対策のためドイツから細菌・免疫学を学び，社会政策としての健康保険制度も学び，やがて師匠のドイツを敵に回すことによって，青島（チンタオ）や南洋諸島を手に入れて帝国主義の仲間入りをし，今度は帝国主義列強の中の「持たざる国・グループ」（日独伊）とし

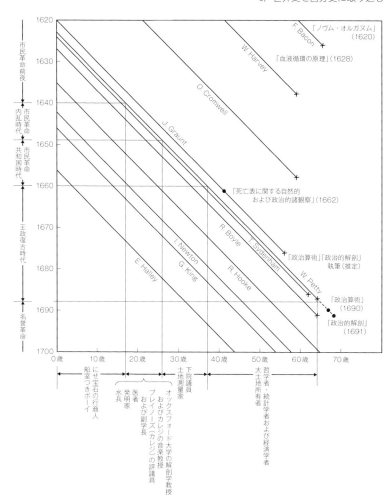

図 3-5　ウィリアム・ペティの生涯（主として松川七郎「ウィリアム・ペ
　　　　ティ」上巻，1958 より作成）

て「持てる国・グループ」（英米仏）に対抗関係になる歴史的経過である．そして
1922 年，最初のファシスト国家となったイタリアの観光都市ナポリの便所の汚さ
までで，話はスピーディに一巡する．

　ただ一巡するだけではなく，ローマ帝国の遺構や地中海文化の歴史的産物が，地
理的には最初のファシズム国家，三流の国民国家の中に存在することから生まれや
すい誤解を避ける心掛けが必要である．

表 3-3　感染症対策に関連する保健啓蒙的施策の歴史

・大日本私立衛生会（1883）と鹿鳴館
・外来伝染病，海港検疫権，不平等条約
・同じ年，ドイツではビスマルクの疾病保険，衛生博覧会
・ベルリン・アフリカ会議
・ドイツ領東アフリカ（タンザニア）とドイツ領南西アフリカ（ナミビア）
・アフリカ睡眠病（トリパノゾーマ）と特効薬「バイエル 205 号」
・合成染料（アニリン）独占と IG ファルベン（バイエル，ヘキスト…）
・梅毒特効薬 606 号（サルバルサン）とヘキスト
・第 1 次世界大戦によるドイツ医薬品の輸入途絶と「国産 606 号」5 割 5 分引き特売
・ドイツ社会衛生学の変質（民族衛生学へ）
・ドイツ民族衛生学（1915）の分裂—「軍事優先学派」（ナチズム）と「ノルディック福祉派」，北欧諸国に異常に高い優生手術とアーリア民族優越主義
・社会衛生学教授候補，国崎定洞の悲劇
・社会衛生学講座つぶしと（製薬会社の寄付講座）「臓器薬品化学」講座の新設
・大日本私立衛生会機関誌「公衆衛生」（昭和初期）
・「穢談ナポリ」　これは内務省医官，高野六郎が戦前のナポリの公衆便所の汚なさを随筆集『医者の黒焼き』で紹介したもの.
（「穢談ナポリ」まで来て一回転というような頭の回転のさせ方が必要である.）

　このような思考的展開力を持つことが「生涯学習」の目標であり，連鎖・連携の鍵をたくさん持つことが市民的連携の強化につながるのではないか.

7）取り込み「演習」項目

　しかし「ナポリの便所」は世界史取り込みの「起点」であって「終点」ではない．もう少しスケールを広げて「世界史の取り込み」を考えた場合の学習項目を掲げれば**表 3-4** のようになる．ここではざっとこんなことを視野に入れることが「全方位・縦横無尽型」学習であることを指摘するだけにとどめる.

　取り込みながら考えるべきことは，取り込みに必要な「全方位縦横無尽型」とは何か，ということである.

表3-4　世界史取り込みの学習項目（保健啓蒙的施策の歴史的項目）

『デカメロン』と「スペインかぜ」

「飢え」「疫病」「戦争」

「看護は教会から生まれ，軍が育てた」

「必要集団」「不必要集団」の論理

「選兵基準」と「廃兵基準」

「生産的ふるい分け」と「保障的ふるい分け」

「市民革命」と「上からの近代化」

内なる「市民革命」

感染症―原因は貧困，治療法は民主主義―「社会医学」の起源

工場法，公衆衛生法，社会政策の時代

奴隷史の保健経済，上下水道工事の効果

南北戦争とボランティア看護，米西戦争と軍看護婦

ボーア戦争と日露戦争

戦争嫌いのモネは

列強の植民地支配と反対給付としての熱帯型感染症

合成染料独占体「I.G. ファルベン」と「バイエル」「ヘキスト」

梅毒特効薬「606号」（ヘキスト）と「アフリカ睡眠病・特効薬」（バイエル205号）

世界の医療政策・1911年
　（英）国民保険法
　（独）疾病保険の拡大適用
　（米）労働者災害補償法
　（日）恩賜財済生会，工場法

（独）「疾病金庫」による「保険医」，労働者支配と「保険医スト」

（英，独，仏，米）母子保健，ミルク・ステーション

英，独建艦競争と（英）ホームレス・センサス（1907）

フォード・テイラー・システムと産業疲労

『貧乏物語』と How to live の翻訳（河上肇）

第1次世界大戦―「装甲自動車」も「救急車」も，ロールス・ロイス

救貧法レベルの患者は追い出して「傷病兵用に9万ベッド」

「スペインかぜ」，実は「アメリカかぜ」―第1次世界大戦でのアメリカの戦死者11万，「インフル死」55万

アメリカの「反ミリタリズム看護婦」

ベルギー，フランスの傷兵・社会復帰システム―OT，PT の誕生

ドイツ民族衛生学会（1915）の分裂―「軍事優生学派」（ナチズム）と「ノルディック福祉派」

ドイツ社会衛生学の変質と国崎定洞の悲劇

製薬会社寄付講座「臓器薬品化学講座」の勝利と「社会衛生学講座」の敗北

関東大震災と訪問看護，セツルメント活動

健康保険（1927）と日本民族衛生学会（1930）

ゲッベルスの「西部戦線異状なし」上映妨害運動とナチ政策（1933）

医療総動員計画（1932）と細菌兵器開発にゴーサイン

滝川事件（1933），石原修の分限退職（1933）

日赤の軍人家族の医療費無料化（日赤病院による）

人口政策の転換と健兵健民政策（1935-36）

英国流「戦間期」（1919-1939）のとらえ方

「勝ち組」の耐久消費財革命と医療の専門医化・格差化

アメリカの医療費委員会（CCMC）と世界大恐慌

病院から締め出されたGPと保健所（ドーソン報告）

メトロポリタン生命保険と保健婦

「隔離・収容」から「治療の場」へ─病院
　の変容
専門医化─メーヨー・クリニック
（英）ペッカム報告
保健所法（1937）
ロックフェラー財団と「公衆衛生院」
　（1938）
体力章検定（1938）から「国民体力法」
　（1940），「国民優生法」（1940）
国民健康保険法（1938），厚生省設立
　（1938）
満州，京大，731 部隊─「石井式濾水機」
　と細菌兵器
医薬制度調査会（1938）から「国民医療
　法」（1942），「日本医療団令」
（米）戦時プロジェクト─ペニシリン量産
　と「マンハッタン計画」（原爆）
看護要因の短期大量養成─戦後への投影
「保健婦規則」（1941）
「簡易結核療養所」と軽症者の「作業療法」
「栄養失調」は「戦時浮腫」
戦争死 310 万
憲法 25 条の 3 つのキーワード「社会福祉」
　「社会保障」「公衆衛生」
DDT，結核新薬，医薬分業，NHS 志向

患者運動，医療民主化運動，医療研運動
『岩手の保健』『信濃衛生』
厚生省がましだったころ
朝鮮戦争と日赤
60 年安保と国民皆保険
日本医師会と保険医団体
各政党の医療政策
医療産業，健康産業，オイルショック，省
　資源・省エネ・知識集約産業
多国籍企業化
保険医療経済的研究
・「理論経済学」は State か Market か
・「政治経済学」は「色あせたお題目」
・比較社会経済史的骨組みを欠いた「医療
　国際比較」
・「微分方程式的とらえ方」と「微分係数
　的とらえ方」
社会科学的医療論─社会医学ルネッサンス
・「医療市場化・太平楽」を決め込んで点
　滴 1 回 2 億円の新薬を開発
・「社会弱者・見殺し」システムのグロー
　バル化としての「難民」
・医療の跛行的発展を是正する社会政策的
　修正力の喪失

4. 高速世界史認識法

1）四大生用・オリエンテーション

　研究目的としての「世界史」ではなく，医療・福祉的認識手段・方法としての「世界史」学習は「高速」でなければならない．現代に到達するまでに講義が終わってしまうような「世界史」では役に立たない．また，講義する方も，現代まで到達して見識を問われることを避けているのではないか．

　では，医療・福祉的認識を助ける世界史学習はどうあるべきか．2015 年の「医療福祉政策学校・夏合宿」では，四大生の参加が多かったので，急遽，予定を変更して，障子紙を貼り合わせた物に「市民革命を起点とした『人間科学史』」を作成して教材としたが，それに若干，手を加えたものが四大生コース「学習アンテナ」である（**表 4-1**）．

　タテ軸には市民革命を起点とした 17 世紀から 21 世紀までをとり，ヨコ軸に「人間の可能性」「再生産」「可能性の比較」「在来型医学史の補強」の 4 項目をとった．

　イギリス市民革命は W. ペティの「人間の稼得可能性」学説を生み，フランス大革命に先行する時期に外科医 F. ケネーは「経済表」（1758）で，あるべき人間（農民）の「再生産」を示したが，これは W. ハーヴェーの「血液循環の原理」にヒントを得た「社会循環」であった．

　解剖学の社会適用としての W. ペティの『アイルランドの政治的解剖』（1691）『政治算術』（1690）による「人間の経済的可能性」の追求から王侯の侍医，F. ケネーによる「再生産」論，これらを生んだ下からの市民革命的潮流は，後進のプロシャ，オーストリーでの「上からの近代化」にインパクトを与え「カメラリズム」（官房学派）を生むが，これが「第 3 項目」の「可能性の比較」史である．「医政学」の J.P. フランクがフランス革命のリーダー，ミラボーと親交があったことなどは時代状況を象徴するものだろう．

　また，フランクが国民の健康管理を目指した政策的提言「完全なる医事警察」は，日本の後藤新平による「健康警察への提言」に影響を与えるが，これは「第 4 項目」の「在来型医学史の補強」の問題である．

表 4-1　四大生コース「学習アンテナ」

人間の可能性

〈人間の可能性〉
〈17世紀〉（1）
・衛生（保健）統計を「人間の可能性」の問題として読み返す
・ウィリアム・ペティ　「稼得の可能性」としての「人間の経済的価値」
・クロスセクション・データとしての年齢別死亡率をタイムシリーズに組み換えて「生存曲線」（エドムンド・ハレの天才）

〈18世紀〉（5）
・18世紀のはじめにスウェーデンではやばやと人口センサス
・年齢の関数として人間の能力をとらえる

〈19世紀〉（9）
・確率論的人間観　人間の諸能力は「平均人」を中心に正規分布
・産業革命　労資関係における人間
・社会階層別・職業別統計　ウィリアム・ファー

〈20世紀〉（13）
・20世紀は人間の育ちにくさから始まる母子問題、ミルク・ステーション
・「戦争の世紀」に翻弄される
・「総力戦」「人的資源」（第1次大戦）という言葉が生まれ、「戦争死」の可能性におびやかされる
・「不安」「不信」をマーケット化する生保、損保の登場
・大量殺戮兵器の登場、そして負傷者リハビリ職種の登場
・医療の治療効果発揮による医療の産業化

〈21世紀〉（17）
・寿命の伸長による貧困化を伴う高齢化、老後倒産
・農村的クッションの喪失、「あそび」「ゆとり」部分市場化

「再生産」

〈「再生産」というとらえ方〉
〈17世紀〉（2）
・ジョン・グラントの「死亡表」に consumption という「死因名」
　consumption　消耗病（後の結核）、ジリ貧病、労働力の再生産失調
・「貧困の再生産」
　sick poor に対して、医療抜きの Poor Law（救貧法）では

〈18世紀〉（6）
・「土」の再生産　ノーフォーク輪作
・農民生活の再生産　外科医ケネーの『経済表』（1758）（単純再生産表式）
・貧困の拡大再生産　マルサス

〈19世紀〉（10）
・資本の自己増殖、拡大再生産の上に人間的諸関係を把握　マルクス
・「人口再生産率」最初の計算は1880年代

〈20世紀〉（14）
・モノと人とを「戦争」という炉にくべる「再生産なき消耗戦」
・戦時・平時両用にはたらける資本の生き残りとさらなる巨大化（軍・産複合体）
・国家プロジェクトとしての「原爆」と「ペニシリン量産」
・増大する兵力に対応する医療マンパワーの計算（医療経済学）

〈21世紀〉（18）
・「土」をダメにする穀物メジャー
・地球をダメにするグローバル産業
・地球のバイタル・サイン（2002）
・「国際土壌年」（2015）

「可能性の比較史」

〈可能性の比較史〉
〈17世紀〉（3）
・国状学、国勢学、国家比較記述

在来型医学史の補強

〈在来型医学史への補強〉
〈17世紀〉（4）
・市民革命と市民の医者、町医者の登場
　横並びの人間関係と臨床医学

〈18世紀〉（7）
・「カメラリズム」における農政学（テーア）、医政学（フランク）の一体化

〈18世紀〉（8）
・ヘルマン・ブールハーヴェによる臨床医学の確立
・フランス大革命のころ、10歳生存率は50％
・革命理念としての「平等」の方法化としての「平均」

〈19世紀〉（11）
・資本による支配を意識する勢力の台頭により「社会政策ラウンド」へ
・「救貧医」（1834、英）（疾病金庫医、1883、独）
・奴隷売買、植民地支配、「ミドル」の形成、新世界の「ミドル」

〈19世紀〉（12）
・「最良の治療法は民主主義」（1847の医学革命）
・1848の公衆衛生法
・医学が治療効果を持つようになると
・看護と戦争　看護の変革

〈20世紀〉（15）
・資本の自己増殖に対する国民経済的コントロールの可能性（ケインズ）
・比較経済史学派（マックス・ウェーバー、大塚史学）
・ドイツ社会政策学会と社会統計学派

〈20世紀〉（16）
・ジョンズ・ホプキンス大学の「社会派医学史」――シゲリスト、ローゼン、アッカークネヒト
・〈医学史〉と〈可能性の比較史〉との統一としての「医学史研究会」3部作
・「社会医学を社会科学的に補強する」（1991）
・『20世紀の医療史』（2002）

〈21世紀〉（19）
・資本も労働力も国境をまたいで移動
・かつての植民地支配国は移民、難民を受け入れざるをえなくなる
・みずから耕す地球市民と地球市民の医者

〈21世紀〉（20）
・農政学・医政学同居時代」までさかのぼって再構成
・「医療に軸足をおいた草の根・社会保障」
・グリーン・ケア、「草の根・社会保障」、そして「新社会科学としてのグローバル医療政策学」

2) 高速の手法で「健保 100 年」を考える

　前項では「市民革命」型と「上からの近代化」型を区別したが，後者の路線をとる日本では医学研究も医療制度もドイツの影響が強かった．ビスマルク創始の疾病保険制度の影響を強く受けながら健康保険法（1922）が成立してから間もなく 100 年である．「高速」の手法で，この 100 年を振り返ってみよう．

　「高速」を生かすためには，まず 1911 年（明治 44）という医療政策節目の年に注目すべきである．この年，強制加入式公的健康保険の本家ドイツでは，疾病保険法が改正されて「家族」にも適用が拡大される一方で，入院日数短縮のため退院後の訪問看護制度などが導入された．

　かつて，ビスマルク疾病保険を「貧しきドイツの制度」と軽蔑していたイギリスは，「貧しさ」のためにビスマルクの真似をして，この年，1911 年に年収 250 ポンド（職種によっては 160 ポンド）以下の世帯を対象に強制加入の「国民保険法」を施行した．

　イギリス型「社会階層化」（当初は 8 階層で，現在は 6 階層）はこの時に始まる．そして提供される医療も「救貧法的医療」と「ミドル用医療」に分化しはじめる．そしてやがて第 1 次世界大戦で，傷病兵医療のために「救貧法的入院患者」は追い出されて 9 万床が用意されるが，この時期から医療技術革新によって病院は「隔離・収容の場」から「ミドル」のための「治療の場」となり，救貧法的入院患者と GP は病院から追い出され，病院は「ミドル」用専門医の支配する場に変わっていくのである．私に言わせれば，「医療の複線化」である．その後，病院から追い出された GP と保健所を結び付ける形で NHS が登場するが，「医療の複線化」はそのままであり，聴診器 1 本の GP コンサルテーションは受けられても入院のハードルは高い．

　アメリカでは，ウィルソン民主党政権によって労働者災害補償法が施行され，さらに公的健康保険法が試みられるが，これは共和党，AMA（アメリカ医師会），生命保険会社などの反対によってつぶされ，この力学的構図は今日まで続いている．

　レズリー・ドイアル（青木郁夫訳）『健康と医療の経済学』（1990．法律文化社）には「1911 年：健康保険，科学的医療そして労働力再生産」という項があるし，

その後の仕事としては，「福祉国家の比較政治経済学」と訳すべき本（Thomas
Janoski & Alexander M. Hicks：The Comparative Political Economy of the
Welfare States.1994, Cambridge Univ. Press.）がある．

ここでは世界 60 か国が最初の社会保険立法を行った年をプロットした図が示さ
れているが，プロットは 1911 年に集中している．この年，日本では工場法が施行
され，幸徳秋水事件の埋め合わせのような形で恩賜財団済生会が設立されている．

1911 年という年は，労働運動，社会主義運動というプレートの圧力と体制維持，
植民地再分割の圧力との間に生じた「歴史の活断層」のようなものかもしれない
し，見方を変えれば，近代医学・医療が，その有効性のゆえに社会政策に組み込ま
れた年ともいえよう．

1873 年設立のドイツ社会政策学会の後追いのような形で 1896 年にスタートした
日本社会政策学会はまず「工場法」を，そして「社会保険・健康保険」を課題とし
て取り上げた．

(1) 健康保険の下地，そして先覚者たち

日本における健康保険の下地として考えられるものは「薬価講」「医療利用組合」
「実費（軽費）診療運動」「無産者医療運動」，そして先覚者たちの社会医学的アク
ション，企業の共済組合，生命保険医学（日本保険医学会）などを挙げることがで
きる．

農家が米を出し合って医師と診療契約を結ぶ「薬価講」以外は西欧諸国をモデル
にした場合が多く，社会政策学者桑田熊蔵は，その著『工場法と労働保険』（1909,
隆文館）のなかで「丁抹」（デンマーク），や「瑞典」（スウェーデン）の共済組合
をモデルに掲げている．しかし，これら北欧諸国もビスマルクの社会保険の影響を
受けているようで，国別に実施時期を示せば**表 4-2** のようになる．

表 4-2　社会保険の国別実施時期

	デンマーク	スウェーデン	ノルウェー	フィンランド
災害保険	1898	1901	1894	1895（年）
疾病保険	1892	1891	1909	
老齢保険	1891	1913		
失業保険	1907		1906	

出典（Peter Flora・他編：The Development of Welfare States in Europe and America.1990. Transaction Pub.）

そして，1990年の社会主義崩壊後の東欧諸国の医療について「ビスマルクへの回帰」という言葉が使われているから，「モデル」としての影響力は強く，日本の健康保険準備時代にも強く影響したと思われる．

今あらためて検討するべきことは「疾病金庫」の強力さである．これはクルップ（鉄鋼独占）やI.G. ファルベン（合成染料独占体）などの後ろ盾により，労働力把握のために「保険医」を酷使し，そのため「保険医スト」が国家相手ではなく，「金庫」相手に展開された．そして，その都度「金庫」側は「スト破り用医師」を準備して対抗した．

1913年，ハルトマン医師の指導する「ハルトマン同盟」が大規模な保険医ストを準備した時には国家が仲裁に入り，やがて第1次世界大戦ということになってしまうのである．戦前の日本の医学雑誌ではドイツの「保険医」のことを「金庫医」と呼び，「金庫に支配される哀れな医者」と表現した．

以上のような「高速世界史的認識」を予備知識として，日本の健康保険に目を戻してみよう．

(2) 複線医療化と格差をなくす運動

日本の健康保険の歴史は「複線化医療」の発生と「保険診療に対する偏見」をなくし，いわゆる「自由診療」と「保険診療」との格差をなくす努力，運動の歴史である．日本の健康保険制度の基礎計算をやった長瀬恒蔵が晩年の回想的随筆の中で，「保険水」（保険診療の水剤）という言葉を使ったほど，保健診療の中身は低く見られていた．旦那衆相手の医師会規定料金は「円単位」で，労働者相手の保険診療は「銭単位」だったからである．

労働者・貧民相手に社会活動として医療に取り組んでいる医師を除く「普通」の開業医にとって，「保険診療」などはどうでもよかった．救世軍の慈善鍋への寄付のようなつもりで「保険請求」もしなかった．政府管掌健保について道府県医師会が「支払基金」の役割を果たしていたから，請求がないと，政府との診療契約で入ってくる金が余って東京駿河台に立派な医師会館が建ったといわれる．「円単位」の診療をやっている開業医にとって「銭単位」の保険診療は，あまりに低かったからである．

1点単価20銭といっても，実は「変動単価制」の総枠規制で道府県によって単

価は違った．要するに，患者が多ければ「単価」を下げる規制を道府県単位で行っ
たから，実際の「単価」は道府県によって 11 銭から 19 銭とばらつき，おまけに根
拠不明の医師会査定率がおおむね 20％ということであった．また，医師会幹部の
「保険医」に対する差別感も相当なものであった．

　これらが昭和初期，健康保険スタート時の事情だが，当時の 1 円は労働者の日
当，豆腐が 4 銭，そばが 7 銭，岩波文庫の星 1 つが 20 銭，改造社の廉価本が「円
本」，「円タク」が登場し，大阪日赤は「廉価ベッド」の「円床」（入院料 1 日 1 円）
といった時代であった．（この時期の入院料の相場は 1 日 2 円 50 銭くらい）

　外来中心の「労働者本人」の健康保険が昭和 2 年（1927）1 月から，政府管掌保
険約 100 万人，組合管掌約 80 万人を対象としてスタートしたわけだが，そのころ
の健康保険の「転帰別統計」をみると 75％から 80％の「治癒率」を示している．
ビスマルクは「治るもの」が（社会保険の対象としての）病気であると定義した
が，日本では「医者の前から姿を消す」と「治癒」として扱われたのである．した
がって，「老衰」も 4 日で「治癒」している．今日の日本のように「A さんは元気
で病院に通っていますが，B さんは…」と，受診を「元気の指標」とする姿を見れ
ば，ビスマルクは腰を抜かすであろう．

（3）家族の医療は

　ところで，スタート時の健康保険適用者は約 180 万人，当時の人口を 7,000 万人
とすればわずか 2.6％程度である．これが敗戦のときには 74.9％にまで上昇し，無
保険国のアメリカから来た占領軍を驚かすことになるのだが，この間の歴史的経過
についてはまだまだ研究不十分である．

　1938 年の国民健康保険法は農村対象であったが，「世帯」単位の加入で「家族」
が含まれた．ほぼ同時期にホワイトカラー用の職員健康保険法の施行や健保の家族
への拡大適用がなされるのだが，重要な点が見落とされている．それは昭和ヒト桁
時代に進められた日赤の「軍人家族の医療費無料化」である．

　昭和初期に起きた島根県立病院の日赤への移管問題の動機は日赤病院による「軍
人家族の医療費無料化」政策の一環であった．軍隊の場合，「本人」の医療は陸・
海軍病院に任せればいいが，「家族」の医療はどうするのか．赤十字看護婦イコー
ル従軍看護婦である日本では，日赤病院が軍人家族の医療に責任を持つのは当然と

いう論理である．

　日本陸軍の平時編成は 17 個師団約 25 万，1 師団は 4 連隊からなるから 68 連隊，この連隊が各道府県に少なくも 1 つは存在し，「連隊区」は「徴兵区」になっている．連隊のあるところ陸軍病院は存在し，道府県の県都には概ね日赤病院が存在した．このようなシステムの中で軍人家族の医療を日赤が取り上げたわけである．

　また，軍人「本人」の医療についても，見方によっては，日本最大の「企業体」の医療ということになるのに，その中身はよくわかっていない．「呉の海軍共済病院で」という話の制度的背景を説明できない人間が社会保障論や医療保障論をやっているわけである．「学制」「軍制」「医制」の関連的な骨格的認識の欠如は，研究者が克服すべき重要課題である．

　健康保険制度が「健保本人」だけを適用対象としていた昭和初期には保険診療に無関心であった開業医も，適用対象の拡大によって関心をもたざるを得なくなった．1938 年（昭和 13），現在の大阪府保険医協会とは無関係の「大阪保険医協会」が結成されるが，その主張は保険診療への総枠規制がもたらす「変動単価」（患者が増えると単価を切り下げて調節する）を「固定単価」にすることであった．この要求は後に「戦時インフレの中での固定単価」として実現するが，そのころ（昭和 16 年段階）で政府管掌保険は 6000 万円ほどの黒字を累積していた．この黒字分を診療報酬の引き上げに，というのも大阪保険医協会の要求であったが，その結果をフォローする資料はない．

(4) 国民「皆兵」・国民「皆保険」，そして戦後

　1942 年（昭和 17）の国民医療法，日本医療団令によって，日本の医療供給（提供）体制は戦争遂行のための一元化，ピラミッド化が進行する．同時期に行政用語としての「国民皆保険」が登場するが，当時は「国民皆兵」と横並びの言葉であった．国民医療法は戦争遂行のための体力管理を目的としていたが，医療に対する全面的な管理強化の中で，開業医の「標榜科目ハ自由トスル」は，北島多一日本医師会会長の最後の頑張りではなかったか．翌昭和 18 年には，日本医師会は官製に改組され，会長は日本医療団総裁が兼務する形となった．

　同じ年に厚生省の主催で開かれた「国民健康保険 5 年，厚生省が街の声を聴く」座談会では，〈医師会代表〉は「役人」（医官）ばかりで，開業医は〈保険医代表〉

の資格で参加している．そして，出席した開業医は工員の患者が「保険証」と間違えて「質札」を出したが，もう少しましな紙を使ったらどうか，というような発言をしている．厚生省が「街の声」を聞こうとしただけ，今よりましだったかもしれない．

　保険医団体の要求でできた「診療報酬算定協議会」は戦後の「中医協（中央社会保険診療報酬協議会）」のプレランナーとなり，支払い基金の役割を果たした医師会に代わって，独立した「支払い基金」が生まれ，そこに「中医協」が置かれるような形になった．

　「中医協」は「診療側」「支払い側」「中立（学識経験者）」の三者構成となり，「支払い側」は「労」と「資」と呉越同舟であった．

　日本医師会は戦争末期の「官製医師会」からいわゆる「新生医師会」に代わるが，変革に戸惑い虚脱状態であった．医療の民主化，社会保障などを要求する保険医団体，民主的医療団体，日本患者同盟などの方が活力を持っていたし，中流，中産階層の没落によって，医師も庶民も横並びのどん底生活ということになり，かつての「保険医」や「保険診療」に対する差別的偏見は根拠を失った．「医師の最低生活費研究」がテーマになった時代だからである．

　他方，岩手県は昭和初期から「実費診療所設置運動」が展開され，県の条例として「実費」の取れた「診療所設置条例」が制定された「医療運動の先進地域」であり，旧国民健康保険法に新憲法の精神を盛り込んだ「県民100％国保加入運動」が展開され，昭和30年（1955）に達成する．しかし，これを「県民皆保険」とは呼ばなかった．「良兵産出地帯」などと呼ばれた東北地方で「国民皆兵」と横並びの言葉を使う気がしなかったからだろう．そして，市役所の『兵事係』が召集令状を持ってくる嫌な記憶が風化したころ，日本は「国民皆保険」（1961）となるのである．

　新国民健康保険法は1958年，岸信介内閣のときに制定されるが，その政策的動機については今回は省略する．しかし，このあたりから「皆保険」に対する各団体の姿勢，思惑などについて把握が難しくなる．大蔵省は，厚生省は，財界は，医療産業は，日本医師会は，保険医団体は，民主的医療団体は，医療労働団体は，公衆衛生団体は，社会福祉団体は，患者・家族団体は，健保連は，国保中央会は，全国的労働団体は，住民組織は…と，マルチ・ヒストリカル・チャンネルが求められる

ことになる．さらに 60 年安保，1961 年の病院（看護婦）スト，保険医総辞退など
がどう関わるか，である．

(5) 比較的，見落とされやすい視点は

　これから健保 100 年に向けて，関係団体はそれぞれに歴史的総括を行うことであ
ろうから，ここでは比較的見落とされやすい視点，側面について，2,3 指摘するに
とどめる．ひとつは日本医師会のスタンスである．昭和 20 年代後半，占領軍のサ
ムス准将によって進められた医薬分業を骨抜きにした功績によって日医副会長
（1951）から会長（1958）となった武見太郎は，まず厚生省の一部にみられるイギ
リスの NHS 志向を抑え込みながら「医療行政における窓口一本化」を目指した．
つまり，厚生省主導ではなく医師会主導で，ということである．そして，「医師会
主導」とは，実は「自由民主党を中心に大所高所から」（1961 年の保険医総辞退の
妥結項目）ということであった．

　武見太郎は政権与党の中枢と結び付きながら厚生省や健保連などを牽制し，「保
険診療」そのものを否定した．否定するための論拠を得るためにブレーン学者を取
り込んだ．1960 年代は勝沼晴雄（東大）の「包括医療」（Comprehensive
Medicine）であり，江見康一（一橋大）のケインズ理論であり，1971 年の保険医
総辞退の頃は紀伊国献三（筑波大）の「管理医学」（Administrative Medicine）で
あった．

　この 1971 年の保険医総辞退は 1 か月にわたって実行され，武見会長が斎藤昇厚
生大臣をテレビに引っ張り出して「現在の医学は『管理医学』であること」を確認
させて，鉾を収めている．では，何のための保険医総辞退であったか．それは保険
医団体が国民の批判を浴びて崩壊することを狙った総辞退であった．そもそも保険
診療をやらず，保険医登録をしているかどうかも怪しい人間が保険医総辞退を号令
することがおかしいのであり，端的に言えば，これは日医会長による保険医団体
（保団連）つぶしの策謀であった．もちろん，保険医団体としては保険診療の内容
に対する不満は多々ある．その不満をプロテストしながら，患者に負担をかけない
方法（受託委任）で総辞退を乗り切った保険医団体は賢明であったと思う．

　昭和初期，健康保険の実施によって「複線化」した医療を，「保険でよい医療を」
の運動スタンスで解消し，医科，歯科併せて 10 万を超える保険医団体が形成され

た過程については，保険医団体が総括的出版物を発行するものと思われるが，ここで再び武見太郎のスタンスに戻る．

　武見太郎のスタンスを医療経済的に見れば，「市場開発型医療の推進者」であった．だから公的規制や公的保険に反対し，保険医団体をつぶしにかかったのである．日医会長をやめる 1982 年には主要新聞の全ページ広告「健保民営論」を掲げた．つまり，私保険論者であった．また，「市場開発型医療の推進者」であったから，製薬産業，医療産業とのかかわりも深かった．

　戦後間もないころ，診療報酬の「単価」は経済指標であり，労働者の最低賃金のようなものである，という共通理解のもとに「労医提携」が主張された時期があった．武見太郎は「単価による引き上げ」を要求する保険医団体を「単価乞食」と罵倒し，1958 年に 1 点単価 10 円に固定し，インフレの中での経済指標としての「単価の意味」を喪失させた．事後，診療報酬の改定は「医療産業主導の点数いじり」となり，新薬は比較的高い点数で「薬価基準」に収載され，「実勢価格」との差，「薬価差益」は「医師の潜在技術料」という強引な論理を展開したが，その強引さが保守的開業医層の支持を受けたことも確かである．

　「公的医療」「公的保険」など，「公的きらい」の武見はオープン・システムの「医師会病院」の設立を試みたが，これは「アメリカ・1895 年の医療政策」などで，オープン・システム病院成立の歴史的条件を学習しなかったために，「成功」には至っていない．「公的ぎらい」のくせに「公的，国家的問題」にしゃしゃり出たのが「防衛医大」設置の推進である．

　自ら「防衛医大設置に関する懇談会」の座長をつとめ，「今のだらしのない医学教育を受けた連中は軍医として使い物にならん」などという放言は愛嬌のうちかもしれないが，

・「防衛医大は『脱・専守防衛宣言』であること」

　（つまり，自衛隊の海外派遣）

・学位令による医大・医学部の卒業者に与えられる医師国試受験資格を「防衛医科大学校」卒業者に与える根拠法を「医師法・改正」ではなく，「防衛庁設置法改正」とすることによって，国民の目を欺き，プロフェッションの団体の長として「医師法」マイナー化をもたらしたこと

　これらは武見太郎の歴史的大罪というべきで，「武見財団」の助成を受ける研究

者は心すべき問題である．市場型医療の推進は，ともすれば「医療産業のマネキン・ボーイ」となりがちであり，医療産業は情報産業を介して「医・産複合体」「軍・産複合体」と結びつきやすくなる．そして，「人の弱み」を「福祉市場」としてとらえた本には「ロッキード・マーチン社」が登場するようになるのである．

　市場開発型医療がもたらした弱者切り捨ての「格差医療」を克服する戦いの歴史として，「健保100年の歴史」をとらえなおすことの必要性が今日ほど高まった時代はない，といえるのではないか．

3）視点を変えて世界史を駆け巡る

(1) アレルギーの公衆衛生史的考察

○「公衆衛生法」(1848) と「疫学事始め」
　1848年，フランスやドイツが革命の波に揺さぶられている頃，イギリスでは「公衆衛生法」(Public Health Act) が成立した．それを動機づけたものは，大英帝国による植民地支配の反対給付としての各種伝染病，特にベンガル湾発のコレラであった．ドイツでは，シレジア地方で流行する発疹チフスの原因は「貧困」にあ

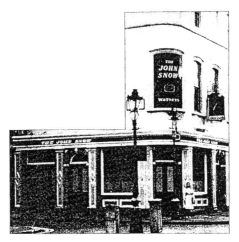

図4-1　ジョン・スノーの名を冠したパブ
（Andrew. D. Cliff.他：Atlas of Disease
Distributions. 1992, Blackwell. より）

り，その「最良の治療法は民主主義」とする若き医学徒による「医学革命運動」が
展開されていた．

　まだ，病原細菌が発見されていない時代であったが，イギリスではコレラと
「水」との関係に関心が向けられ，「水道会社別のコレラ死亡率」統計やジョン・ス
ノーの「疫学マップ」などが公表された．イギリスにはスノーの業績を称え，その
名を冠したパブ（**図4-1**）があるが，「疫学マップ」とは，ロンドン市の地図にコ
レラ死亡者の発生をプロットし，使用井戸（ポンプ）との関連を調べたものであ
る．そして，死者密度の高いポンプの使用を禁止することによって効果を上げたの
である．

　上下水道の整備がイギリス・公衆衛生法の核心だが，外国の生態学の本で，この
時期に百万の人口を抱えていた江戸の上水システムが「江戸モデル」として紹介さ
れていることは日本のタテ割り公衆衛生学者には案外知られていないのでは．また，イギリス産業革命の始まりの時期の人口が600万（イングランド＆ウェール
ズ）だったのに対して，日本が近代化の始点で3,000万の人口を保持していたこと
は，国際比較的には驚くべきことである．

○日本医学史，公衆衛生史における「土人」

　太平洋戦争中，日本の医療行政の指導者たちが，南方占領地の住民を「土人」と
呼び医療費節約のために，不潔，不衛生の環境でたくましく生きる「土人」に学
べ，などと言い出したことがある．

　「不潔不衛生なる下層社会の裡にあって，却って上層階級の人々より強く健康を
保って日夜働き抜いてゐる労働者たちの生活は恐らく環境に順応した身体自然良能
の現はれなのであらうと察せられる．南方土着民の伝染病に対して罹病率の低い事
実は，長期に亘る自然免疫の効果に因ることは云う迄もない．」（杉田直樹：衛生思
想の決定的切換．「日本医療団報」1巻2号．1944.8.）

　太平洋戦争勃発の直前，日本軍は仏領インドシナ（現在のベトナム，ラオス，カ
ンボジア）に進駐するが，当時の雑誌「日本医学及健康保険」（No.3249.1941.9.
13.）は，日本軍占領下のパスツール研究所（4か所にあった．**図7-15 参照**）につ
いて，次のように紹介している．

　「1938年の統計によると，土人の医師，薬剤師，看護婦，産婆等有資格者3千を

超え…」

○「育ちの悪さ」？

　1966年の夏，かつて日本の為政者が「土人」とよんだマレーシアボルネオ島の「首狩り族」（イバン族）部落で半月ほど暮らした．有機質が溶け込んだ羊羹色の水で水浴し，その水で洗濯し，バケツで汲んで飲料にもした．それで何ともなかったのは，私の育ちの悪さか，自然免疫力によるものだろう．

　何しろトイレがない．高床式の長屋の廊下の隙間から下に落とすと，下でブタが平らげてくれるというシステムである．その露骨な循環に閉口して，朝早く起きてジャングルに入り，用便の姿勢をとると，どこからともなくブタが猛スピードで現れて，ピタリと後方に構えて「ウッ」と督促する．

　ブタの品種には，ヨークシャ，バークシャなど，英国の地名が付いているが，これは野生のブタを交配や人為淘汰によって品種改良を重ねた結果で，ヨチヨチ歩きでも肉がたくさん取れればいいことになっている．走ることなど期待していないから，運動会の「豚追い競争」が愛嬌になるが，野生のブタは，みずからの生存をかけて猛スピードで走る．戦時中，ラバウル航空隊が牙をむいた野生のブタに追いかけられ，木に登って逃げた話を読んだことがあるが，ボルネオのブタは日本のイノシシに近い．

　このような進化論的な視点は，消化機能の面でも必要らしい．現地で食わされた「野草の煮物」のようなもののごつい繊維質はそのまま便に出てしまうが，同じものを食べているイバン族から検体として集めた便ではちゃんとこなれているからである．

　酋長がネズミを部屋の隅に追い込んで手づかみにした早業は脅威であった．あの運動神経で首をねらわれたら，ひとたまりもないわけだが，若い男の子が甲斐性を示す象徴としての「首」は価値評価の座を降り，カヌーにつけるヤンマー・ディゼル・エンジンによって取って代わられていた．川が道路代わりなので，その川を爆走することこそ，格好いいということなのだろう．これも耐久消費財革命で，おかげで当方の首は無事であった．付言すれば，酋長のお気に入りは「サロンパス」であった．「効いた」という実感が湧くからだろう．

　では，「育ちの悪い」頭で，現代文明とアレルギーについて考えてみよう．

○現代文明とアレルギー

　勉強と情報機器が嫌いであった私は満90歳を迎えても裸眼視力1.0を保持しているのに，中学生で1.0以下が56％を占めている「現代文明」のありようこそ問題なのではないか．早押しクイズや1,000分の1秒を争う株取引，日本が閉じればロンドンが開きニューヨークが開きという，24時間社会では，抗原・抗体反応も「お手付き」「フライング」「早とちり」「誤作動」と，調子がくるってくるのではないか．

　明治初期，軍隊での「脚気」が問題視されたとき，海軍の高木兼寛は兵食改良によって解決したが，東大衛生学黴菌学教室は「脚気菌」を発見した（1886）と報告している．脚気は脚気菌によって起こり，アレルギーはアレルゲンによっておこるという発想である．

　それにしても，スギ，ヒノキの花粉が煙のようにたなびく情景を見ている田舎の子は「花粉症」とは縁がなく，スギとヒノキの区別もつかない都会育ちが「花粉症」にかかるのはどういうことだろうか．花粉ではなく，マンションの「ダニ」の糞だという説もある．

　アメリカの診療科別統計はアルファベット順なので1番が「アレルギー科」で2番が「麻酔科」となるが，戦前の統計では「アレルギー科」はなかった．消費革命，耐久消費財革命後の衣・食・住に関連するアレルギーも多いと思われるが，言葉自体，「ストレス」と同様，学術用語が意味する範囲を広げながら「日常語」化したようである．例えば，「核アレルギー」のように．この場合は「アレルゲン」がはっきりしているので，これをなくすことが人類共通の課題たりうるが，衣食住，特に「食」にかかわるアレルギーは難しい．金魚の糞ほど共著者がぶら下がった論文はできても，なかなかすっきりとはゆかない．

　進化論的物差しで悠然と構えて，過剰反応しないのが賢明なアレルギー対策ではないだろうか．現代人の過剰反応にこそは，マーケットという金儲けが成り立ちそうだからである．

　さて，公衆衛生的につかみどころのないアレルギーを位置づけたらどういうことになるか．要約すれば，

　産業革命—結核，職業病，公害

　帝国主義—熱帯性伝染病

　消費生活革命―アレルギー疾患
という大雑把なとらえ方と「進化論」（退化論）的な視野に立って悠然（半ば憮然）
と構えるべきではないか.

　では，アレルギー問題に対していかなるスタンスで，と問われると答えようがな
い．あまりに多様で複雑だからである．しかし，消費生活の変化にかかわる問題が
多そうだから，ときどき，流行にお付き合いしながら生きているだけでいいのかど
うか，考えてみることが必要だろう.

　むかしは，朝起きて布団を畳んで押し入れに入れ，箒で掃きだして廊下の雑巾が
けをしたが，今では小さな部屋に大きな「万年床」（ベッド）を持ち込んで，掃き
出す代わりに吸い込ませて‥，添加物の多い食品を食べて‥，ハウス・ダクトを吸
い込んで‥，という生活を顧みる手掛かりにアレルギーを位置づけてみてはどう
か.

　1916年にGM（ゼネラル・モーターズ）はガソリンのアンチ・ノッキング剤と
して4エチル鉛を添加して売り出した．そして，1920年代にガソリンタンク清掃
業者の鉛中毒が報告されるようになり，日本で排気ガス中の鉛が問題視されたのは
1960年代である　鉛のような検出のやりやすい元素，単体でも，黙って混ぜられ
ると50年近くそのまま通用してしまうのである．同定の難しい食品添加物の場合
はほとんどお手上げではないか.

　ではどうするのか．明快な答えはないが，とりあえずは「食べる分だけは自ら耕
す覚悟を持った知的な生活」を目指すべきではないか.

(2) 医薬分業・その難しさの歴史

〇医薬分業とは

　薬学史，薬業史の本には，「最初の医薬分業は1240年にフレデリック2世が両シ
チリア地方（シチリア島と長靴半島の先のシチリア地方とを合わせて「両シチリ
ア」という）で実施」などと書かれている.

　工場法，社会保険法，公衆衛生法などの近代的法規は，その成立，施行が社会的
進歩と一致するように思われるが，王様が医者に一服盛られることを恐れて，薬の
扱いを分業したのだ，というような話を聞かされると，近代的市民は医薬分業を推
進させるべきなのかどうかわからなくなる.

　戦前の「社会衛生年鑑」（大原社会問題研究所）などを見れば, 昭和10年
(1935) 段階で, 3,000 ほどの無医村での, 家庭薬, 配置売薬などへの依存ぶりが
わかるし, 東京市のど真ん中でも医療の圏外に置かれている人が多かった.

　1938年に滝野川区（現：北区）医師会が行った調査では, 加持祈祷, 民間療法,
家庭薬に頼る人達が少なからずいることが明らかにされている. 歴史的に見れば,
「医」と「薬」には, 階層性があり, イギリスでは18世紀から19世紀にかけて,
医師と病院から疎外されていた貧困層（ただし救貧法対象者を除く）は大体におい
て, アポセカリーに依存していた.

　このアポセカリーは, 後にロンドンが急性伝染病の洗礼を受けたとき, 多分に侍
医的であった内科医が特権階級とともに市外に脱出した後, 取り残された貧困層の
医療を引き受けるのである（小鹿原健二：イギリス薬剤師の医師への転業過程につ
いて:「医学史研究」No.26.1967.）.

　また, 1920年代の終わりから1930年代の初めにかけて大々的に全28巻に及ぶ
報告書を出したアメリカの医療費委員会（CCMC）も, 低所得層ほど買薬に依存す
る傾向が強いことを明瞭に示している. だから, この調査では「病的状態の定義」
として「広義の労働不能となんらかの受療」を挙げているが,「受療」の中には
「1日50セント以上の買薬」がふくまれている.

　そのような国からやってきたサムス准将が, なぜ占領地の日本で医薬分業などと
言い出したのか. 第2次世界大戦中, オランダを占領したドイツは, 占領地のオラ
ンダでビスマルク型の強制加入式の健康保険を実施しようとした. つまり, 自国の
制度を持ち込もうとしたわけである. 日本を占領した米軍のサムス准将は, 日本に
医薬分業の実施を強く迫ったが, これはアメリカの制度を日本に持ち込もうとした
訳ではない. 当時の米本国では, 処方・調剤薬局は東部を中心に約6,000軒に過ぎ
ず, これに対してドラッグ・ストアは約55,000軒を数えていた.

　アメリカの占領軍スタッフのなかには, 母国ではできなかった社会実験を占領地
でやってみたい人間が少なからずいたと思われる. 占領地の中国で大々的に人体実
験を繰り返した731部隊よりはましだが, 当時の社会的要請とは無関係な社会実験
であった.

　3,000の無医村を抱え, 多くの人たちが「配置売薬」に頼っていた時代に「医薬
分業」など雲の上の話である. 王様ならば, 宮廷医師（侍医）のほかに宮廷薬剤師

を雇えば済むことだが，庶民にとっては，簡単に真似のできないことである．医者
もいない村で，村民は医師と薬剤師から別々に診断・投薬を受けなさい，と要求し
ているようなものである．

○「分業」・雲の上と雲の下

　いや，そんな乳鉢ガリガリ時代の「分業」を論じているのではない．高度の教育
を受けた薬剤師の臨床参加をめぐっての分業問題だ，という意見も出ることだろ
う．しかし，アメリカのように臨床薬剤師のコンサルタント料が1分当たり1〜2
ドルというのでは，時間給10ドルの患者が時間給に換算すれば60〜120ドルを払
うことになる．やはりこれも「雲の上の分業」である．では，「雲の下の動き」は
どうであったか．

　結局，サムス提唱，日本薬剤師会（当時は「協会」）推進の医薬分業法案は武見
太郎日医副会長（当時）によって骨抜きにされた形で成立し，その功績によって，
武見は会長に就任（1958）し，以後25年間「武見時代」が続くのである．

　武見は，「単価」による診療報酬引き上げを要求する保険医グループを「単価乞
食」と罵倒し，「単価すなわち最低賃金」という思想に基づく「労医提携」を否定
した．敗戦直後の，国民等しく横並びのどん底生活をやっていたころに生まれた思
想など，というわけである．この姿勢により，1958年以降，1点単価は10円とし
て固定され，高度成長下における経済的指標としての意味を失うのである．その後
の展開については「薬」の立場を「巨薬」（大製薬資本）と「小薬」（小売薬局）と
に分けて考える必要がある．本当はMR（雇薬）も考慮しなければならないのだ
が，話が複雑化するので省略する．

　高度経済成長という一種のインフレ経済の下で，単価が固定され，点数による診
療報酬改定が進められることになれば，「薬価基準」に収載される「新薬」の点数
をこぞって引き上げる傾向が「巨薬」の間から生まれる．そして，高く設定された
「薬価基準」（これに基づいて保険請求できる）と実勢価格（医療機関の医薬品仕入
れ価格）との差，「薬価差益」が「医」の方に入る．

　つまり，高薬価は「巨薬」のため，「薬価差益」は「医」のため，そして「小薬」
は疎外された形となった．武見日医執行部と「巨薬」とは蜜月の関係となり，「薬
剤師の仕事はヒート・シールを切るだけで，『薬価差益』は医師の『潜在技術料』」

という強引な論理が「武見時代」を彩るのである．そして，経済成長の鈍化により「診療報酬の引き上げは薬価基準引き下げの枠内で」というようなことになるのである．

○「市場化」と「公的支出抑制策」の下で

　日本で『医療産業』という名の本が最初に出されたのは 1969 年であったが，そのあたりから通産省（経済産業省）も医療に介入するようになり，日本の医療は厚労省の「公的支出抑制策」と経済産業省の「市場化」政策とが交差する場となっている．医薬分業もこの交差の場でとらえなおす必要がある．もちろん，「巨薬」といえども，1 薬剤師個人の医薬品製造免許によって医薬品を製造しているのだから，「医」と「巨薬」との間には分業が成り立っているのだ，という見方も成り立つだろう．医薬市場化推進の立場に立てば，世界市場を制覇できる製品の開発こそ望ましいわけで，医薬品ならば，誰がいくらで売ろうが売れればいい，というスタンスである．「小薬」だけではなく，量販店でも，スーパーでも，コンビニでも，ネット販売でも商品が流通すれば結構という立場である．

　しかし，そのような医薬品流通が公的支出の増加につながるのは困るというのが厚労省の立場であり，「社会保険適用医薬品」への支出額を制限しようとする．

　老人患者が内科，整形外科，眼科で受診し，それぞれで薬をもらうというのでは無駄も配合禁忌もあるだろう．このあたりのコントロールのために「小薬」に一役買ってもらおう，というのが現在の「かかりつけ薬局」構想ではないか．

　もちろん，これは「かかりつけ医」や新専門医構想と関連するものであるが，医薬分業といい，専門医制度といい，これを論ずる人たちの社会経済史的認識の欠落は問題である．特に，列強の植民地経営が生んだ「ミドル」を対象にして発達した専門医制度，そしてそれらの国々が今，植民地支配のツケとしての難民・移民問題で悩まされていることなどまで視野に入れ，日本の「帝国主義の後追い挫折と皆保険，植民地を持たず戦争をしない国」との関係を改めて考えるべきである．

4）反省しない為政者

　なぜ，世界史認識は「高速」でなければならないか．為政者が歴史を忘れ愚行に走ることを防がなければならないからである．

　前項で取り上げたジョン・スノーの「コレラの疫学」上の業績（水道会社別コレラの死亡率）を無視してサッチャーは水道事業を民営化し，今回の新型コロナウイルスでは無為無策によって 2020 年 6 月現在で 4 万以上の死者を出している．恐らく写真のパブ・ジョン・スノーも閉鎖されたことだろう．

　ひところ，テレビで日光猿軍団の「反省」が人気を呼んだことがあったが，進化論の母国，イギリスの為政者は「反省」を忘れたようである．

5. もの書きテクノロジー

1) 朝起きたら朝食までに何か書こう

100字以内だとザレ歌になるか？

○**編集後記**（大阪保険医雑誌，2020.1）：

　桃栗三年　柿八年　蜜柑ゆうゆう13年

　柚子のバカヤロ18年　人間そこまで30年

　50年で折り返し　「下り」えんえん50年

　へこたれないための「学習」を

（数え年94歳の春）

○**日本海軍の鎮魂歌**（海軍兵学校76期生として）

　明治以来わずか70年で　世界トップクラスに駆け上がった

　賢さとスピードの日本海軍が　後世のために

　愚劣さの見本を示して　突っ込んで滅びるのじゃ

　燃料片道　涙で積んで

　行くぞ　琉球　死出の旅

　おーお　琉球　死出の旅　テンツルシャン

（白頭山節の節で）

2) 200字でオチをつけるトレーニング

○**編集後記**（大阪保険医雑誌，2018.12）

　「子どもは？」と聞かれた親が「その辺で遊んでいますよ」と答えた時代．中学生が幼稚で貧弱な性知識を交換しながら，長い通学路を歩いた時代．そして，「お使いは自転車に乗って」を歌いながら道路いっぱいに広がった自転車通学組．

　今では溺れるほどの性情報の氾濫の中で，スマホの指と，ポテトチップ用の指との同一性に悩んでいるが．

○編集後記（大阪保険医雑誌，2019.8・9）

　強者の横暴を「規制」しておかないと，さらなる儲け口を求めて「植民地再分割の戦争」になる，という公権力の反省が第1次世界大戦後にILOを生み，労働者をこき使うことを「規制」した．そして，あっという間に反省を忘れて第2次世界大戦．そして，またまた反省を忘れて労働者をこき使うための「規制」緩和．日光・猿軍団でも「反省」するのに．ILO看護職員条約を批准しない日本政府は「規制」反対の確信犯，「ILO看護職員条約？　私の記憶の限りでは…」

○編集後記（大阪保険医雑誌，2019.10）

　教育委員として中学校の卒業式の挨拶で「前半戦は軽く流して」という生き方もある，という話を始めたら，たちまちPTA席からブーイング．それで「現代の日本社会は走路が狭いので，先行逃げ切りが有利に見えますが…」などと苦しい応戦．

　人生100年時代の後半戦は「ポスト・先行逃げ切り」社会になるはずで，「先行逃げ切り型」など「過不足なく二流の鋳型にはめられた『秀才』」に過ぎないように見えるのだが．

○編集後記（大阪保険医雑誌，2020.4）

　バカバカしいのはセンター入試の監督．条件は斉一でなければ，ということで何時何分になったら以下のような台詞を，という脚本を渡されて，その通りにしゃべる．大学入試の憂鬱さに比べると，むかしの付属小学校の面接は面白かった．カラの金魚鉢を示して「これは何ですか」と聞かれたので「ガラス…」と答えた．私の姉は「あなたは今どこにいますか」と現住所を聞かれて「ここにいます」と答えた．正解！

3）300-400字となれば

○「腰巻文学」—「本」の推薦文（京都府保険医協会『開業医医療崩壊の危機と展望』2020．かもがわ出版）：

推薦のことば

　国際的に見れば，日本の「保険証」はプラチナ・カードである．どうすればそんなことが可能なのかと外国の研究者は言う．しかし，海外からの評価の高まりと同時に，崩壊の危機も深まっている．いかに立ち向かうか．

「開業医」とは勤務医の対概念ではなく，「市民の医者」であり，「開業保険医」とは「社会保障を推進する市民の医者」である．これまでの実績を踏まえて，「誇り」を持って対処すべき指針を示した力作．

○私の90代戦略 （大阪保険医雑誌，2019.3）

90代は「洋書古本市」の店番をしながら，「連載もの」書きを楽しもう．「何の連載か」と聞かれたら，「自分を総括する次世代への『バトンタッチ・メッセージ』」だと答える．「バトンタッチ」は特定個人へではなく，手を挙げた集団に身を投げる「タッチ」がいいだろう．

4）800字となれば

○頭のスポーツ （大阪保険医雑誌：なにわ医見，2015.12）

むかし，医学部の講義でこんな話をした．「新聞のスポーツ欄に出てくるTBというポジション名は何の略名だ．結核でないことは確かだが」．

TBはラグビーのThree-quarters Backsの略だが，なぜ4分の3なのか．それはHB（ハーフバック）を「2分の1」，FB（フルバック）を「1」とした場合，「4分の3」の深度のところに位置するからである．

FW（フォワード）は8人で組むが，8番（ナンバー・エイト）だけはスクラムを離れていいことになっている．しかし，古典的ルールではスクラムを離れると反則を取られた．それで展開を重視するチームは，FWを7人で組みバックスを1人増やしたが，そのポジション名は「ファイブ・エース」とか「セブン・エース」と呼ばれた．前者「8分の5」の位置（「2分の1」と「4分の3」の間），後者は「8分の7」の位置（「4分の3」と「1」の間）だからである．また，4人いるTBのうち内側がCTB，外側WTB，Cはセンター，Wはウィングだから，見事な座標軸を構成している．

しっかりした座標軸と歴史観を持つことが必要だが，歴史観のたとえ話として近代科学発展史を以下のようにラグビーにたとえて話すこともある．イギリス経験論をFWの強いイングランド・ラグビーにたとえて，しっかりした「押し」，きれいな「球出し」からボイル，ニュートンと玉がわたってニュートンがトライ．フランスでは，デカルト主将がハイパントをあげて「百科全書派」や「イデオローグ」が突っ込むという感じ．そしてドイツは遅れていたから，カントがルール・ブックを

作成した，と捉えるような世界史感覚が今求められているのではなかろうか．

　ついでに，「妄想」という「頭のスポーツ」の楽しみ方も知っておいた方がいいだろう．例えば「ラグビー・ワールドカップ必勝法」など．1番と3番には170キロ級の相撲取りを使い，2番のフッカーには「舞の海」を起用して，その足技で「相手ボール」もみな取り込んでしまう．そしてスクラムを崩さずに50メートルから70メートル押して「スクラム・トライ」．どうせ，ポロポロやるだろうが，ポロリとやれば，「ノック・オン」で相手ボールのスクラム．それを「舞の海」の足技で取り込んで「スクラム・トライ」．これぞワールドカップ必勝法である．

○「子だくさん」世代の記憶 （大阪保険医雑誌：なにわ医見．2020.2）

　「貧乏人の子だくさん」「律義ものの子だくさん」…，いずれもすでに「死語」である．7人兄弟の末っ子に生まれて，おおざっぱに育てられた私の幼時の記憶を，少子高齢化社会へのメッセージとして伝えたい．

　幼稚園には行かずに，小学校に上がるまでは，親・兄弟の下で遊びほうけていた．兄たちに「拓，今何時だ，時計見てこい」と言われて，家にただひとつの柱時計を見て「長い針が6で，短い針が11と12の間…」，「よし，分かった」などとやっていたわけである．

　後から知ったことだが，すぐ上の6番目の姉は乳幼児期に死んでいる．私の世代での乳児死亡率は出生千について150くらい．一番高かった大正7,8年頃で180くらい．その時生まれた世代から田中角栄，中曽根康弘のようなしたたかな人間が出たことについての「右翼的解釈」には今回は触れない．

　田中，中曽根という「したたかな世代」誕生のころ始まった「第1回国勢調査」での世帯分類は，「1人世帯」から「51人以上世帯」に分類されている．いかに「子だくさん」でも50人は無理で，ここでの世帯には番頭さん，丁稚どん，家内工業の職人さんも含まれていたわけである．

　大阪の船場では，子どもが大人用の自転車に横から足を突っ込んで乗ることを「丁稚乗り」といった（当時の一般的な呼び名は「横乗り」，「三角乗り」）．憐憫と激励のこもった言葉である．想像力の起点になるのが「生きた言葉」であり，ゴミネットやガセネットが提供するどうでもいい情報はほとんどが「言葉のゴミ」であるのではないか．

　かつては存在したにぎやかなドサクサマギレの時代を，いま子どもの声も聞かれなくなった住宅街の一隅で回想している．

○長命・不勉強では…（大阪保険医雑誌：なにわ医見，2020.5）

　子どものころ読んだアルス社の『科学図鑑』シリーズの中に『科学文明史』というのがあり，そこにはC. ダーウィンの書斎の写真や，洋館を背景にしたダーウィンの散歩姿の水彩画が載っていた．ダーウィンは医学を志したが，エジンバラ大学の解剖実習で挫折し，生物学に変針した．ダーウィンの従兄弟，F. ゴールトンは挫折せずに卒業したが，優生学者になってしまった．

　他方，『幻想交響楽』のL. H. ベルリオーズは「上の空」で医学部に通っていたが，親の反対を押し切って音楽家になってしまう．彼の伝記映画では階段教室で「ベルリオーズ君，ちゃんと聞いていますか」と教授に注意されるシーンがある．

　森鷗外の場合は，前半戦「医学者」，後半戦「作家」ということになるのかもしれないが，60年ほどの生涯の前・後半とも充実したものであり，その最後を「我ハ石見ノ人，森林太郎トシテ死セント欲ス」，墓石には「『森林太郎之墓』以外に肩書など入れるな．」と締めたのは見事であった．

　鷗外の小倉師団時代をテーマにした『或る小倉日記傳』で芥川賞を受賞した松本清張の筆力も見事だが，北九州市小倉にある「松本清張記念館」に行けば，松本清張は軍隊時代に「衛生兵」をやっていたことがわかる．

　衛生学の教科書としては，森鷗外が陸軍軍医学校の教科書として書いた『衛生新篇』がもっともすぐれたものとされている．教科書ではないが，『ヰタ・セクスアリス』は戦前の青少年の性教育教科書の役割を果たしていたのではないか．それよりも『ヰタ・セクスアリス』の主人公が科目ごとにノートを2冊用意し，重要度に応じて書き分けたことなど読んで，そんなことが可能なのかと考え込んだりした．

　鷗外と並び称せられる夏目漱石の「猫」にしても，今読み返してみると，A. ヴァイスマンの「生殖細胞・体細胞説」などが登場している．

　昔の人は今より短い寿命で，たくさん勉強したのだろうか．211年前に産まれたC. ダーウィンの仕事は「ガラ携」のガラ，ダーウィンの『ビーグル号航海記』のガラパゴスの「ガラ」として生きている．文明の利器のおかげで「カラ」の頭を携帯することにならないように．

5）二人の徳衛さん

昭和2年（1927）生まれの私は，明治，大正生まれの先輩たちから「何だ，お前は『昭和』か」などとバカにされた．私たちをバカにした先輩に，「二人の徳衛さん」がいる．俳優の花沢徳衛さん（明治44年（1911）生まれ）と経済学者の柴田徳衛さん（大正13年（1924）生まれ）である．

花沢徳衛さんとのご縁は1987年9月，京都で開かれた「第1回全国高齢者大会」のころからで，その年の11月ころ「医療生協運動」（1988年1月号）の「新春対談」のお相手をさせてもらい，ちょうどそのころ花沢さんが出された「幼き日の街角」（新日本出版社，1987年）にサインしていただいた．「私もお願いします」と雑誌の速記記者も用意してきた1冊を差し出したが，本は見事な画集であった．制服制帽の昭和とは違った，着物に学帽の大正時代の小学生が描かれていた．「どこでそのような画才を身につけられましたか」と聞くと，大阪で家具屋の徒弟をしていたころ，四ツ橋界隈の画塾でクロッキーから勉強されたとのことであった．記憶を絵にできる能力がうらやましかったが，真似できないので，音楽や音の記憶を連載で書いてみたりした．

もう一人の徳衛さん，柴田徳衛さんは「レオ・ヒューバーマン（アメリカの経済学者）と英語で論争ができる」というものすごい人で，駆け出し時代にご指導いただいた．東京都立大学助教授であった柴田さんの研究室の入り口には，本屋のように自著が並べられ，「これはお持ちで」と聞かれて「いやー」と頭をかくと署名入りを1冊，3回ほど頭をかいて著書を3冊ほどいただいた．

そのころ（1965年），『健康会議』（医療図書出版）に連載を始め，『講座医療政策史』（同前，1968年）に所収した「都市に対する保健投資」のくだりを評価して下さってのご縁であった．この論文は19世紀中葉のイギリスに生まれた「上下水道整備のための投資的費用」と，そのことによって「死亡を免れた人たちが生むであろう富」の比較である．

当時，コレラ菌はまだ発見されていなかったが，医師のジョン・スノー（1813-58）によるコレラの疫学マップ作成や水道会社別コレラ死亡率統計などによって，コレラと水との関係は明らかにされていた．ロンドンにはスノーの業績を記念するパブ，ジョン・スノーがある（**図 4-1** 参照）．

.

　イギリスでは 1989 年サッチャー首相によって水道事業の民営化が行われたが,スノーの歴史的解明を当時の為政者はきれいに忘れているようであった. 今回の新型コロナウイルスでイギリスは大きな被害を受けているが, 現在の為政者も反省を忘れているのではないか. 疾病予防のための公衆衛生的投資を引き上げる行政が展開される中で, もう一度歴史に学ばなければならない. この保健投資的思想が日本に入ってきたのは, ドイツの衛生学者マックス・フォン・ペッテンコーフェル(1818-1901)が 1873 年のウィーン万国博のときに行った啓蒙講演「都市に対する健康価値」を介してでないかと思う. そのポイントは, 衛生工事によってミュンヘン市の死亡率をロンドン並みに下げることによって生まれる富の計算であった. この万博に日本政府は初めて公式に参加していた.

　その後, 医師で東京市長などをつとめた後藤新平(1857-1929)は『国家衛生原理』(1889 年)を著し, ベルリンとロンドンの衛生行政比較論を展開することになる. 都市問題の専門家として活躍していた柴田さんは, こうした経過に関心を持ち, 私の論文を評価してくれたのであろう.

　先行世代に学び, 何かを付け足して次の世代にバトンタッチする. これは研究者として最低限やらなければならないことだ. その学びの対象のなかに, 「二人の徳衛さん」がいる. その二人から, 「何だ, お前は『昭和』か」と言われないような仕事をしなければ, と考えている.

6)「もの書きテクノロジー」合宿

　「話」ならできるが,「書く」のは苦手で, などという人は「話」に論理性がないためだ, ということを教えるために「テクノロジー合宿」を三重県名張市の赤目温泉で 2 回開いた. その内容はもの書きテクノロジー(1998.2.5), 続・もの書きテクノロジー(2001.6.5)の通りである(表 5-1).

表5-1 「もの書きテクノロジー」合宿，その内容

〇もの書きテクノロジー（1998.2.5）
1. 『わかりやすい医療社会学』から
　　もの書きテクノロジー
2. 雑誌連載と生活リズム
3. いま連載中のもの
　(1) 長期連載で，そろそろ締めくくりを
　　　考えているもの
　　　「20世紀医療史」（「月刊保団連」）
　(2) 短期連載で「前倒し」したもの
　　　「出会いとふれあい」（「看護実践の科
　　　学」）
　(3)「鮮度」と「視点」が重視されるの
　　　で，「前倒し」のきかないもの
　　　「医療縦横無尽学」（「医療経営情報」）
　(4) お付き合い連載
　(5) 新連載準備中のもの
　　　「看護と介護―地域で考える」（「看護
　　　実践の科学」）
4. 単発もの
　(1) 評論的なものはどんな切り口で切っ
　　　てみせるか．相手（読者対象）に
　　　よって切り口をかえる．座標軸を45
　　　度回転させることで煙に巻く手も．
　(2) 論文は「家元」制なので，「家元」の
　　　流儀に合わせる．（「家元」がバカな
　　　場合は悲惨）
　(3) プロジェクトの報告：参加者の仕事
　　　を生かしながら冗漫にならないよう
　　　に
5. 雑誌と新聞
6. 指定された字数に対する感覚
　　200字で何が書けるか
　　300字では：「あとがき」，ミニコラム
　　400-800字：コラム，本の紹介
　　1000-2000字：雑誌の1頁もの，書評，
　　　　　　　　　海外事情など
　　2000-2400字：雑誌2頁で評論式のもの

（ここまでの字数では,序論,本論,結論式の
書き方は無理．ただし，実験論文は別）
7. 単行本の場合
　(1) まず構想力，構築力
　(2) やみくもの資料集めをするのではな
　　　く
　(3) シラバスづくり
　(4) シラバスに対応した資料の分類，整
　　　理
　(5) 章と章のつなぎ（ブリッジ）も考え
　　　る
　(6) 全体のバランス感覚
　(7) いい意味での商品性
8. 日常的心掛け
　(1) 新聞のスクラップ
　(2) 文献整理―例えば「マクロ」（「マク
　　　ロ」で紹介した洋書を部屋に積み上
　　　げてもそれだけでは利用できない）
　(3) 日常的に使える時間内でパソコンに
　　　インプットできるような情報量では，
　　　いまの私の仕事はできない
　(4) 目玉は一生使うから大切に

　この「もの書きテクノロジー合宿」の参
加メンバーを中心に，24人の分担執筆で
国民医療研究所プロジェクトとして『21
世紀の医療・介護労働』（2000，本の泉社）
を出し，次のプロジェクト・ワークに向か
うプロセスで「続・もの書きテクノロ
ジー」合宿を前回と同じ名張市で行った．
レジュメも「前回の続」の形をとってい
る．

〇(続)もの書きテクノロジー（2001.6.5）
9. その後，3年経って
　(1) 終わった「連載もの」
　　　「20世紀医療史」（1-72）（「月刊保団

連」）
「医療縦横無尽学」（1-18）（「医療経営情報」）
「看護と介護—地域で考える」（1-12）（新谷恵美，高木和美と連名）（「看護実践の科学」）
「看護海外文献」（1-12）　（「看護実践の科学」2001.1.-12.）
「音の記憶・Sound History」（1-12）（「くらしと福祉・北九州」2000.3.-2001.2.）
（2）新連載および連載中のもの
「医療の社会科学」（「民医連医療」2001.1.-）
「Music，English，Nursing」（「看護実践の科学」2001.7.-）
「音の記憶・Sound History 戦後編」（1-12）（「くらしと福祉・北九州」2000.3.-）
「海外医療文献」（「月刊国民医療」2000.7.-）

（3）「監修」的な仕事
国民医療研究所編・野村拓監修『21世紀の医療・介護労働』（2000．本の泉社）
『どう変える介護保険・ケアマネ 609人の証言』（桐書房）
野村拓責任編集「看護婦のための看護政策の学び方」（「ナースアイ」増刊）
（4）プロジェクト・リーダーとして
「赤十字の国際比較」（全日赤・国民医療研究所共同プロジェクト）
「21世紀の医療政策づくり」（国民医療研究所）
「DRG 研究」（保団連・国民医療研究所共同プロジェクト）
10．常に芯になる理論的なもの（例えば，時間軸，空間軸）を鍛えておくこと「空間軸」は難しいのでどちらかといえば，「時間軸」で．「連載もの」などは枝葉の部分．

7）ライフ・ステージ別「本」の執筆

　雑誌論文中心の医学教育を受けたものと，医学分野に比べれば，多少ともモノグラフを評価する人文・社会科学系とでは「本」に対する考え方に温度差がある．視野を限定して取り組むことが必要な場合もあれば，ある事象を全体の中に位置づけることが必要な場合もある．やはり，両方できた方がいいだろうが，今回は後者の方に重点を置いて，研究者としての「本」との付き合い方を，ライフ・ステージ別に整理して述べてみたいと思う．特に医療経済学，医療政策学のように，学問的市民権が薄弱な分野では「本」を通じての社会的「はたらきかけ」が重要な意味を持つと思われるからである．

(1)「馬の足」から「通行人 A」へ

　医学部では，最近は減ったと思われるが，助手や院生が「偉い人」の代筆を務めることが慣習的に行われてきた．院生は芝居の「馬の足」で，助手は脚本の「通行人 A」ぐらいだろう．退官記念に代作ばかり集めて「著作集」を出したりするから念のいったことである．医学分野のベストセラー作者の「本」が「本」によって文体が違うのは，出版社が用意したゴースト・ライターが書くからであり，このようなことに抵抗を感じさせない風土が医学部にはある．

(2) 下請け「分担執筆」

　「馬の足」や「黒子」に名前が付くと下請け「分担執筆」時代に入り，他方で金魚の糞ほど共著者のぶら下がった論文を雑誌に発表したりするようになる．

　下請け「分担執筆」の場合，編者が生殺与奪の権を握った人であれば，まず拒否権はないと考えるべきだろう．そうでない場合も，先輩連中がおいしいテーマをとってしまい，カスのようなテーマが回ってくることがある．

　例えば，『医療制度』（1973 年，日本評論社）で，私に回ってきたテーマは「病院と診療所」であった．話は遡るが，私にとってはありがたい「育成型・分担執筆」もあった．相川春喜・田中実・山崎俊雄・編『発明発見図説』（1954 年，岩崎書店）では「生物医学編」を担当させていただき，当時の金で 9,600 円いただいたのは有り難かった．

　『科学技術史体系』（1963 年，法規出版）の場合は，先輩にいじられて意味不明になってしまったが，『科学技術史概論』（1978 年，オーム社）の場合は，教科書に使われているらしく，その後「35 年間に 31 刷」を重ねている．

(3) 編者の指揮能力で判断

　分担執筆を引き受けるかどうかは，編者の指揮能力で判断すべき問題である．無能な編者のおかげで壮大な時間の無駄遣いということにならないように．もし拒否権を発揮できない状況下での「分担執筆」ということになれば，「他に転用のきく」原稿を書いておくことが賢明だろう．『医療政策論攷』（1976 年，医療図書出版）に収めた「社会医学の系譜」はポシャることが予想された企画からの転用原稿であ

る．

　やがて「下請け分担」から「横並び分担」に昇格し，安定した実力が認められれ
ば「安全パイ型」の執筆依頼が来る．例えば，

　日本科学者会議『現代日本の医療問題』（1976 年，大月書店）

　全日本民医連『医療革新の展望』（1979 年，全日本民医療）

などである．

　辞典や年鑑類の分担執筆もそのしんどさを経験しておいた方がいいだろう．医学
辞典と経済学辞典とでは同じ言葉でも書き方を変えなければならないことを知れば
いいし，年鑑で「医療面での 1 年間」を集約することの難しさがわかればいい．わ
かった後はさっさと後継者を探すことである．

（4）単著の 3 通り ― 「連載から本へ」「書き下ろし」「寄せ集め」

　私の場合，「連載から本へ」に該当するものは，

　『講座　医療政策史』（1968 年，医療図書出版社）

　『現代の医療政策』（1972 年，医療図書出版社）

　『戦時下医療政策ノート』（1978 年，医療図書出版社）

　『保健医療の社会科学』（1979 年，医療図書出版社）

　『昭和医療史』（1991，阪大・環境医学）

　『20 世紀の医療史』（2002 年，本の泉社）

　『改定復刻　講座　医療政策史』（2009 年，桐書房）

などである．断片的時間を生かして連載し，「連載から本へ」というのは，「時間貧
乏」の人にとっては有力なコースである．これに対し，「書き下ろし」はまとまっ
た時間が必要であり，まとまった時間が取れず断片的な時間を生かして書いた「書
き下ろし」には失敗が多い．

　『第三の科学史』（1967 年，医療図書出版社）

　『医学と人権』（1969 年，三省堂）

　『健康と経済学』（1973 年，三省堂）

　『日本医師会』（1976 年，勁草書房）

　『国民の医療史』（1977 年，三省堂）

　『医療と国民生活』（1981 年，青木書店）

『医療改革』（1984 年，青木書店）

『日本の医療と医療運動』（1987 年，労働旬報社）

『みんなの医療総論』（1993 年，あけび書房）

『新・国保読本』（2014 年，日本機関紙センター）

などが「書き下ろし」である．物事の歴史的展開を書く場合には，堂々巡り防止の
ため，「シラバス」の章と章の間に「ブリッジ」を入れておくことが必要だろう．
「ブリッジ」は放送作家の脚本用語である．

「書き下ろし」をコース料理とすれば「寄せ集め」は佃煮の詰め合わせセットの
ようなもので，あまりお薦めしないが，私の場合，

『医療政策論攷 I』（1976 年，医療図書出版）

『医療政策論攷 II』（1976 年，医療図書出版）

『時代を織る』（2007 年，かもがわ出版）

『医療の社会科学』（2003 年，本の泉社）

などが該当する．

(5) 指揮能力が問われる単独の編著

要するに「下請け分担」時代に「指揮能力」の何たるかを知り，それを単独編著
の場合に発揮すればいい，ということである．

単独編著の代表的なものは，24 人の若手，中堅どころの執筆者をまとめた『21
世紀の医療・介護労働』（2000 年，本の泉社）と，16 人の執筆者をまとめた『21
世紀の医療政策作り』（2003 年，本の泉社）である．いずれも国民医療研究所のプ
ロジェクトとして研究展開されたもので，後者は佛教大テキストに採用されたの
で，印税を半分プールして雑誌「医療政策学校」発行の費用に充てた．

そして，もう一つの単独編著は少数精鋭による『医療の政治力学』（2011 年，桐
書房）であった．共編著となると，「先輩と組んだ場合」「横並び」「先輩風を吹か
せた場合」などに分けられるだろう．

「先輩と組んだ場合」としては，益子義教先生と共編著の『地域医療　1』（1976
年，新日本医学出版社）・『地域医療　2』（1976 年，新日本医学出版社）・『地域医
療　3』（1979 年，新日本医学出版社）がある．先輩，後輩ごっちゃのケースは，
儀賀，朝倉，野村，西岡，日野・編の『日本の保健・医療』（全 5 巻，1999-2000

年，労働旬報社）ほかいろいろあり，この種のものを拾い上げればきりがない．

⑹ 外れた教科書ねらい

　企画上の安全パイに使われるころは，「教科書ねらい」に誘われたりする時期でもある．以下，「教科書ねらい」で成功しなかった「共著」を 3 点あげる．

　『生活と健康』（飯淵康雄・野村拓，1976 年，篠原出版）

　『わかりやすい医療経済学』（野村拓・松田亮三，1997 年，看護の科学社）

　『わかりやすい医療社会学』（野村拓・藤崎和彦，1997 年，看護の科学社）である．

　『生活と健康』は某私大の保健体育の教科書をねらって外れ，看護関係の 2 点は講義のできる教員がいなくて外れ，ということであった．そしてやがて老境に入れば「監修」「序文書き」ということになるのが，人生の作法というものらしいが，この時期になると「自分史」への関心が湧いてくる．

⑺ 自分史バージョン

　『聞き取ってケア』（野村拓・垣田さち子・吉中丈志，2003 年，かもがわ出版），『親と子の百年自分史』（野村拓・垣田さち子，2007 年，かもがわ出版）などが自分史バージョンに属するが，社会科学の自然科学とは違った面白さ，難しさは，研究対象としての「社会」のなかに研究主体としての「自分」が含まれることであり，それゆえ「自分史」は重要な意味を持つ．

　自分史座標に貼り付いた情報が「記憶」であり，豊かに情報を駆使して「社会」に働きかける学問が社会科学である．医療経済学も医療政策学も「はたらきかけ学」であり，その核心的部分には「世界史のエッセンスを取り込んだ医療観」のようなものが位置づけられていると思う．

結び

　世界史のエッセンスを取り込むためには，取り込めるような「自分史座標」の整備と，「世界史」と「自分史」との中間項としての「貧困史」「医学史」「社会政策史」，場合によっては「海軍史」「蘭学史」などの学習が必要である．そして，「ライフ・ステージ別に著作を考える」ことは「自分史座標」の整備，確立へのプロセスである．（2015.12.24. 第 88 回誕生日，桔梗山荘にて）

8)「本」と「ノート」の中間—「リーダーズ・ファイル」

　断片的時間を利用した「雑誌連載」は長短合わせて 80 本以上になるが，その中で後に「本」にまとめられたり，論集に収められたりしたものは十数本に過ぎない．この情報空間に漂っているものに単発ものを加えて，テーマ別に A5 判のルーズリーフに貼り付けたものを『リーダーズ・ファイル』と称している．リーダーは，Leader, Reader のダブルミーニングで，その内容を表 5-2 に示す．

　これらは若手研究者に研究のプロセスを知ってもらうために有効と思われる．

　視野狭窄に陥りやすい「ディスプレイ」，脱力的「パワーポイント」によるタテ割り学習はちょっとヨコに揺さぶればボロが出る．天上に「情報ドーム」，地上に「紙漉き原液」という心掛けが必要ではないか．あるいは蝙蝠傘の柄を自分史座標にたとえ，傘を開くと傘の内側に自家製の「情報ドーム」が現れる，というスタイルも考えられるのではないか．

表 5-2　医療政策学校・「リーダーズ・ファイル」

1. 『自分史 100 話』
2. 『海軍史と医学史』―世界史と自分史との「中間項」として
3. 『ショート・ストーリー・メイク』―情報の連鎖化
4. 『語り得る〈限界時代〉と〈限界世代〉』
5. 『医療史の核・「日本医療団」』―開業保険医シリーズ・C 巻
6. 『医療・福祉職の世界史』―社会福祉と医療政策・100 話
7. 『看護の社会科学』
8. 『健康保険スタート事情』―開業保険医シリーズ・A 巻
9. 『戦争に向かう医療』―開業保険医シリーズ・B 巻
10. 『「武見日医の 25 年」と逆風の 1980 年代』―開業保険医シリーズ・E 巻
11. 『占領・民主化・カオスのなかの医療』―開業保険医シリーズ・D 巻
12. 『開業保険医のスタンス』―開業保険医シリーズ・F 巻
13. 『洋書分類学―読まずにつよくなる』
14. 『半認知症的生き方』―好奇心・雑食・足
15. 『「本」の社会科学』―「ルーズリーフ本」（リーダーズ・ファイル）の試み
16. 『グローバル薬味学』―文献プロムナード
17. 『研究的・評論的・編集的・エッセー的』―医療政策・研究史
18. 『時間活用としての「連載」』―連載年表 51 年
19. 『「日本医療団」と戦時医療法制』―Vol5. の続編
20. 『エッセーから新社会科学へ』―「新社会科学」の学習アンテナ
21. 『「学習アンテナ」と自分史座標』―「可能性」の比較史
22. 『医療経済学と私』―（通信講座）「保険医療経済学・教程」
23. 『読んでもらう「語り」と「談」』―花沢徳衛さんとの対談
24. 『「はたらきかけ」学』―医療政策学校・学習手順
25. 『「格差なき医療」への歴史的努力』―開業保険医シリーズ・G 巻
26. 『明治 150 年の医療―「モデル追いかけ」が「モデル」に』
27. 『医療政策学校・学習手順』―総記憶量のフラッシュ
28. 『バトンタッチ文献学―100 年のスパンで』
29. 『カラーとシェーマの医学史』
30. 『貧困・軍備・人口』―人口学のすすめ
31. 『記憶術とメリハリ自分史』―社会科学的記憶術
32. 『「医療をトータルに語れる人」の養成』―世界史的視野での開業医
33. 『情報連鎖用 BGM100 曲』―学習プログラムにおける BGM
34. 『リフレッシュ学習』―脳は呼吸する
35. 『医療政策学校・オリエンテーション』―医療・福祉寄りの新社会科学
36. 『還暦から卒寿へ』―向老・抗老の 30 年
37. 『レジュメの考え方・活かし方』―溢れる想いの要約
38. 『「平成医療史」を考える』―高齢化とグローバル化
39. 『継ぎ足し生涯学習』―私自身が研究対象に
40. 『グローバル医療・研究方法論』

41. 『30 年戦略（60-90 歳）と満 90 歳から
    の新連載』
42. 『「情報ドーム」と「紙漉き原液」』
43. 『「自分史」という社会科学』
44. 『社会科学としての自分史』
45. 『15 年・ワンステージ論』

46. 『記憶の系統性とフラッシュ能力』
47. 『はたらきかけの美学』
48. 『メリハリ医療論』
49. 『生涯学習への布石』
50. 『医療政策研究史』
    以上が作成されている.

6. はたらきかけ, バトンタッチ

1)「はたらきかけ」の今日的意味
―「なりゆき」か「アクション・リサーチ」か

1980年代の初め, アメリカで「医療へのマーケティング理論の適用」をテーマにした本が出されたとき,「医療マーケティング」とは「医療機関の内部環境と外部環境との統一的把握」とされた. そして,「内部環境」とは職員の意識水準であり, それを調査するための83項の質問項目が示されていた.

質問項目の第1は「あなたの医療機関の理念, 綱領を文章化したものがありますか」である.「あるかもしれないが, 見たことがありません」とか,「なりゆきでやっているので関係ありません」というような意識水準ではダメということなのだろう. 医療は理念に基づいた「はたらきかけ」なのだから.

日本語の「はたらきかけ」に近い意味を持つ英語に「アクション・リサーチ」という言葉がある. 言葉の起源については諸説あるが, 私はナチ政権時代のドイツの社会(心理)学者クルト・レヴィンを取り上げたい. 彼は, 調査・研究の客観性を強調する在来型の社会学研究スタイルに対して, ヒトラーが着々と権力を強化するプロセスを「客観的に観察」すればいいのか, その危険性を国民に訴えはたらきかけていくことこそ, 社会学の本筋ではないかと主張したのである. 結局, 彼はナチに追われる形でアメリカに逃れ, 1947年に死亡しているので論著は少ないが, 歴史的に評価すべき存在である.

しかし,「はたらきかけ」という視点から見ればレヴィン等の民主的「はたらきかけ」よりも, ナチズムの「はたらきかけ」の方が巧妙だったのではないか. 出征兵士を送るときに流したと言われる「ハイケンスのセレナーデ」は, 若者たちを恍惚感を持って死地に赴かせる魔力を持っていたし, ナチ党の党歌はホームレスをナチ親衛隊に取り込む誘惑力を持っていた.

音楽療法の本には「モーツァルト効果」などという言葉が散見されるから医療者も[BGM付きはたらきかけ]など工夫すべきなのだろうが, その前に, まず「相手に通じる言葉づかい, 話し方」を身に付けることが必要なのだろう. ANAは

「全日空」ではなくて「アメリカ看護協会」であり，ICU は「国際キリスト教大学」ではなく「集中治療室」を意味する世界での「はたらきかけ」なのだから．

2)「生涯学習模式図」の再認識

　本書ではまず第1章で「生涯学習」の序説を，第2章で「頭の回転法」を述べ，第3章で回転軸へ取り込む研究活動の「模式図」を示したうえで，遠心分離機ならぬ「求心取り込み器」としての「自分史座標軸」の確立法を述べ，それを本丸とした3つの「出城」「衛星」を，「4. 高速世界史認識法」，「5. もの書きテクノロジー」の順で取り上げ，いま「6. はたらきかけ，バトンタッチ」に至っている．この経過をシェーマ化すれば図6-1となる．

　また，第3章で示した「学習模式図」に具体的に研究・学習内容を加えると，図6-2のようになる．

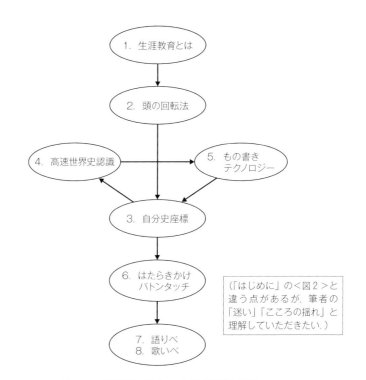

図 6-1　執筆順に示した生涯学習模式図

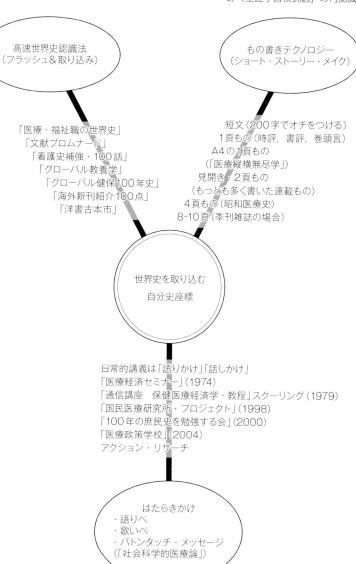

図 6-2　これまでの仕事を位置づけた模式図

3) 次世代育成の「はたらきかけ」
─医療政策学校の場合

「はたらきかけ」の具体的方法としては「語りかけ」「コミュニケーション・スキル」「紙芝居」などいろいろあるが，機械化したものはここでは取り上げない．ただ「紙芝居」は日本だけのものではなく，「Kamishibai-Story Theater」という本も出されており，フィリピン，日本，インド，中国，マレーシア，ラオス，ベトナムのものが紹介されている．

因みに「猿蟹合戦」は The Crab and The Monkey で，「一寸法師」は Little One-Inch，桃太郎は Momotaro, the Peach Boy である．

また，対人サービス職種養成テキスト「コミュニケーション・スキル」の試験評価に「ユーモアのセンス」の有無を加えたものもある．これに類する話はいくらでもあるが，ここでは医療政策学習と次世代育成に絞って「はたらきかけ」を取り上げることにする（図6-3）．

4) バトンタッチの成否

なんとなく「伸び止まり」「限界」を感じる年頃と，次世代の育成，バトンタッチを考え始める年齢とはほぼ一致するのではないか．私の場合は50歳前後であった．織田信長49歳，真田幸村49歳…，などつぶやきながら書いた『医療政策論攷・Ⅰ』（1976，医療図書出版）の「あとがき」は次のようになっている．

「このころ，やはり人生は50年ではないかと思うようになった．50歳の時点でいつ死んでもいいように仕事に一応の締めくくりをつけておくべきだという意味である．…

まだ50歳には間があるが，締めくくりへの第一歩として論集をまとめてみた．もし事情が許すならば，未発表のノート類も含めて全8巻ぐらいに編集してみたい．そして，その刊行をもって人生の節としたい．

私は節のないズンベラボーの人生を好まないし，ズンベラボーの研究生活を送っている人たちが，安物のヒューマニズムを振りかざして安楽死を論じたりすることを，なお好まない．管理社会の下で，生命を燃焼させることもなく生かされ，死にかけると，今度は医療産業が開発した『死を欺くグロテスクな延命装置』のご厄介

①学習・調査・「はたらきかけ」・さらなる学習のサイクル

「はたらきかけ」学・学習とは

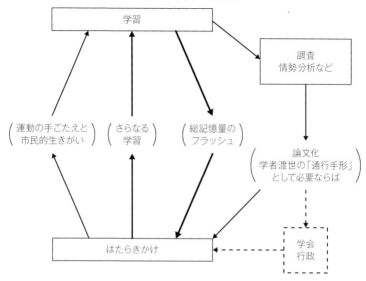

②「医療政策学校」における研究者・運動家・市民の関係

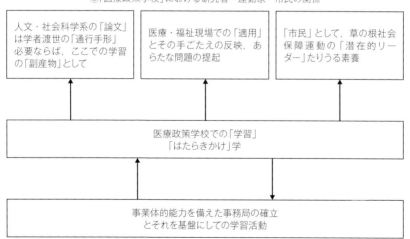

図6-3　「はたらきかけ」の構造図

になり，そのことを巡ってズンベラボーがしたり顔に論評する….

　『死』は『管理社会における死』としてとらえなおす必要があるだろうし，何よりもまず，生命を燃焼させて生きる努力をするべきである．管理社会特有の『しらけ』と対決し，それを克服し，管理社会を揚棄するためには，私たちはもっと燃えなければならない．」

　どうやら，燃えそこなったようである．この年（1976），「矢でも鉄砲でも」の気持ちで『日本医師会』（勁草書房）を出し，「医療経済研究会」をスタートさせたが，同じ年に出した『論攷・Ⅱ』の序文には次のように書いてある．

　「1976年5月，医療経済セミナー参加者を主体にして医療経済研究会が設立され，同年8月には機関紙「医療経済研究会・会報」が創刊された．20代の新鋭が圧倒的多数を占める医療経済研究会においては，私などはすでに旧人であり，医療政策・医療経済研究の『第一世代』などと呼ばれている．…馬力はいささか衰えたとしても，10年前の孤独さはなくなった….」

　そして，50歳からの「人生・後半戦」でのバトンタッチを意識するようになった．「後半戦」はライフ・ステージ的に3つにわけることができる．

1. 50〜80歳：次世代の育成とバトンタッチ
2. 80〜90歳：バトンタッチ並走区間
3. 90歳〜　　：「重たい仕事」は次世代にバトンタッチ，「軽い仕事を楽しむ」

　これらのステージの中で最も重要なのは，「次世代の育成とバトンタッチ」の時期であり，これが遂行された場合とされなかった場合とを模式化すれば図6-4のよ

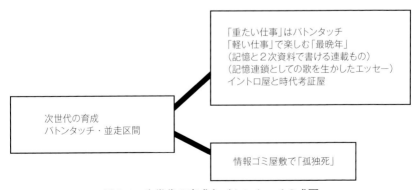

図6-4　次世代の育成とバトンタッチの成否

表 6-1　次世代の育成とバトンタッチの時期

- ・1974 年の「医療経済セミナー」
- ・1976 年の「医療経済研究会」創立
- ・1979 年の「通信講座　保健医療経済学・教程」とスクーリング（赤目）
- ・1998 年の「国民医療研究所・21 世紀プロジェクトチーム」結成，「もの書きテクノロジー合宿」，「医療史セミナー」
- ・2000 年の「100 年の庶民史を勉強する会」
- ・2004 年の『医療政策学校』

うになる．私の場合，「次世代の育成とバトンタッチ」に相当する時期は，**表 6-1**などであり，この「医療政策学校」が次のステージ「バトンタッチ並走区間」の場となった．

　「次世代の育成とバトンタッチ」のためにはある程度の求心力が必要であり，求心力発揮のためには，例えば個人誌「野村研だより」「マクロ」などを研究会の案内や文献紹介を兼ねて発行する手間を惜しんではいけない．

　私の場合，1985〜1988 年まで「野村研だより」を No.1 から 41 まで発行し，「マクロ」と改題した「海外文献版」を 8 頁掛ける 125 回（1000 頁：No.42〜166.）発行した．いずれも次世代を意識したものである．

5）バトンタッチの中身―「本」「資料」「志」

(1) 知識継承の単位としての「本」

　次世代へのメッセージを一言に集約すれば，「本」を大切にということであり，その「本」とは，ベストセラー狙いの「読み捨て本」（ディスポン）ではなく「精神形成の糧」としての「本」である．また，ある構想を持って「本」を書こうとした場合，参考になるのは「本」であって，雑誌論文ではない．さらに「本」そのものであって，「コピー」でも「電子版」でもない．「コピー」や「電子版」では，「パラパラ読み」が効かない．

　パラパラと目を通して「ビスマルクの嫁さん」の写真に出会う．「恐い顔をしているなと思いながらストーリーを考える．これが「本」である．疫学事始めのジョン・スノーの名を冠したパブの写真に出会う．2020 年の新型コロナウイルスによ

るパンデミックでこのパブも集会禁止の対象になったのだろうかと想像する．また，紫色の色鉛筆でのマーカーは梶原三郎先生によるもののようだが，先生の関心のあり方は…，などに思いがいくのが「本」である．

　阪大の医学概論講義で新刊洋書の紹介をやると，学生から「その本は大学の図書館にありますか」と聞かれる．「多分ないだろう．ここ（医学部）は雑誌論文中心だから」と答えると学生は腑に落ちない顔をするが，「本」というものを評価しないのは日本の医学部の悪いところである．「本」より「雑誌」の方が情報が新しいからだろうが，物事を全体の中でとらえる能力の退化には気づかぬようである．100年史や150年史がイントロで躓くのは，そもそも「本」というものを知らないからだろう．

　私が現役のころ，『日本執筆者事典』という本が出されていたが，当時の阪大医学部でこの「事典」に名前が載っていたのは京大出身の中川米造と私の2人だけであった．執筆者のいない学部が百年史，150年史のような歴史的大著を目指したお粗末というべきか．

　「本」と言えば，犬養（木堂）家の家庭教師をやっていた石井桃子が，暖炉の前で木堂の孫たちに「ノンちゃん雲に乗る」を翻訳しながら読んでやり，目を輝かせながら聞く孫たち，犬養道子のエッセイで読んだ羨ましい光景が浮かんでくる．あの頃の洋書は袋綴じのまま製本され，ペーパーナイフを入れながら未知の世界に踏み入れていったのかもしれない．丸善古書展で，お義理で買ったマルサスの古書（1806年）はやはり袋綴じであった．そして，その時先輩から譲りうけた由緒あるペーパーナイフの紛失に気付いた．私はバトンタッチの失格者なのかもしれない．

　和書はもともとあまり持っていなかったし，欲しい人にあげたので，辞典，年鑑類を除いてほとんどない．自著の「家族へのアルバム」として残し，複数あるものは「合宿」のとき「阿弥陀くじ」でもやって分けようかと思っている．

　洋書は「洋書古本市」（「くらしと福祉・北九州」に連載中，2020年7月で50回）に使うので，もうしばらくキープ．「新聞スクラップ」56年分（1966-）は，「大阪保険医雑誌」に連載中の「平成医療史」，次に連載予定の「メリハリ健保百年」に使うのでこれもキープ．これではあまり身軽にならないかもしれないが，「利用予定のない資料」（生きている間に使えそうもない資料）は概ねバトンタッチしたつもりである．

　なお，貴重な資料類のバトンタッチは相手に歓迎されるが，頭の痛いのは論文・論著の掲載雑誌である．なるべく「リーダーズ・ファイル」に編纂して希望者に配布しようと考えている．また，連載ものを「本」にした場合，原典は捨ててしまっていいものだろうか．これは原典には載っているイラスト，挿絵の作者に申し訳ないような気がするが．

　私が小学校低学年のころ，吉川英治の「宮本武蔵」の新聞連載が始まった．挿絵画家は最初，矢野橋村，のちに石井柏亭という一流どころで，作者と横並びという印象を受けたが，「本」になると絵がなくなってしまう．これでいいのだろうか．これはかねがね抱いている疑問である．さきにコピーや電子版ではなく「本」と書いたが，場合によっては「本」よりも「原点」であり，それゆえに捨てられず，「情報ゴミ屋敷」へ一歩近づくのではないかと悩んでいる．

　資料類の完全なバトンタッチは難しいが，「完全」を目指して8分か9分通り行われれば良しとするべきだろう．身辺はかなりすっきりして，仕事がしやすくなるからである．資料だけではなく，「志」のバトンタッチも多少残して「軽い仕事」を楽しむ90代を過ごしたいものである．

(2) 「志」のバトンタッチ

　バトンタッチは「資料類」だけではなく，「志」を伴わなければならない．「医療政策」や「医療経済」という言葉が市民権を持っていなかった時代に，この分野の仕事に取り組んだ関係で，次世代に後事を託する気持ちが強かったのかもしれない．

　1974年に始めた「医療経済セミナー」，1979年に始めた「通信講座　保健医療経済学・教程」と「スクーリング」，1985年からの「野村研だより」，1989年から発行の「マクロ」など，いずれも「志」のバトンタッチを目指したものである．そして，「バトンタッチ」を意識した出版企画が「国民医療研究所」プロジェクトとしての『21世紀の医療・介護労働』（2000．本の泉社・執筆者24人）と『21世紀の医療政策作り』（2003．本の泉社・執筆者16人）である．

　「分担執筆」─「共著」─「単著」という順の踏み方があるかもしれないが，究極は「書き下ろし単著」であり，「書き下ろし単著」は元気のあるうちがいい．私自身は，形の上では雑誌「健康会議」への「講座医療政策史」の連載（19865.5.-）

からはじめている．しかし，これは「書き下ろし・医療政策史」は出来上がっていたが，「単行本」としての発行が無名ゆえに難しかったからである．そして，この時期に立命大の「科学史」講義のテキストとして書いた『第三の科学史』（1967）は小なりとはいえ，「書き下ろし・単著」であった．だから，次世代にたいしては，可能性のある限り「本にしなさい」とすすめ，伝えることができる「ノウハウ」は伝えるように心掛けている．

　もちろん，日常的に求められる「短文書き」を軽視してはならない．短文が「自分史座標」という「系統樹」に取り込まれて「著書」の骨格を形成することもありうるからである．そして，「系統樹」の形成を心掛けながら「全方位・縦横無尽の展開力を持ちなさい」というのが，私のファイナル・メッセージである．

　いずれにしても，世界史を舞台にした迅速な頭の回転は必要なことだが，頭の回転を速めるためには，回転の速い人と付き合うことが有効ではないだろうか．また，タテとヨコへの重苦しい回転を学者・研究者型とすれば，ナナメに軽快に回転させるのがジャーナリスト・評論家型であり，「ナナメに逆回転」が水商売型といえるのではないか．ものを書くには，いろいろな回転を心得ておくべきで，「全方位・縦横無尽」型とはこのことである．

　なお，私の場合「バトンタッチ並走区間」の最後に「新型コロナウイルス」のおかげで「外出自粛」時代を経験したが，これは「お籠もり生涯学習」のいい機会であり，改めて「生涯学習」プログラムを以下のように整理してみた．

(3) バトンタッチ資料・控

　梶原三郎先生（阪大名誉教授・衛生学）が「本や歴史資料は，それを生かして使うものがキープするべきもの」と言われたことがある．生かして使えない人間が死蔵するべきものではない．後進の成長に資する形で生かされなければならない．したがって，今回のテーマである後進への「バトンタッチ」では，重要資料類というバトンが含まれ，私の場合，すでに9割以上終わっているので，その「控」を**表6-2**に示した．

表6-2　バトンタッチ資料（控）

●人口問題関係
　雑誌「人口問題」（1936-1943）
　雑誌「人口問題研究」（1933-1937）
　雑誌「人口問題研究」（1943-1946）
　『昭和18年人口動態統計』（1945．内閣統計局）
●衛生学関係
　（大日本私立衛生会機関誌）「公衆衛生」（1927-1934）
　（労働衛生草分け時代の研究者助川浩先生の寄贈）
　雑誌「民族衛生」（1931-1944）
●昭和戦前期の代表的社会調査
　大阪・水上生活者調査（1935）
　東京・滝野川区健康調査（1938）
●社会統計学
　雑誌「統計集誌」（1933-1944）
●戦時下の労働事情（協調会によるもの，1940）
●医療関係
　雑誌「日本医学及健康保険」（1940-1944）
　雑誌「医事公論」（1942-43）
　雑誌「日本医療団情報」（1942-1943）
　雑誌「日本医療団報」（1943-1944）
　厚生省の図書目録（1953）
　アメリカ医療費委員会（CCMC）報告書（1928-1933）
　雑誌『科学ペン』（1937-1938）
　これらのうち「日本医学及健康保険」は「グローバル健保百年」連載終了後にバトンタッチの予定．

6）バトンタッチ後の楽しみ

○「重たい仕事」はバトンタッチ，「軽い仕事」を楽しむ「最晩年」

　「重たい仕事」はバトンタッチと書いたが，それは何か．例えば「社会科学的医療論」ではないだろうか．歯止めなき医療技術開発．開発費に高利潤を上乗せした高価格の新薬，医療技術．自然科学的論理と市場開発原理との合作からは「歯止め理論」は生まれにくいこと．

　情報科学も遺伝子工学も，すでに「利便性水域」から「危険性水域」に乗り入れているのに「臨界点」を把握，自覚する論理を持たないこと．

世界史に依拠した「価値（判断）学」に一番近いところに位置するのが「社会科学的医療論」. かつては「医療」を特権階級の専有物から民衆のものにする文脈で運動が展開されたが, 現在は経済的特権階級を市場視した歯止めなき高額医療とその保険適用をめぐる問題が混乱をもたらしている.

いかに立ち向かうべきか？　これが一番「重たい仕事」だが, 疲れと恐れを知らぬ「次世代」にバトンタッチしたい.

7)「イントロ屋」「そもそも屋」

1999 年 5 月 25 日, 突然, 衆議院行政改革特別委員会の参考人として, 意見陳述を求められた. 本番は 3 日後の 5 月 28 日とのこと. 逃げ回った人間の尻ぬぐいのような仕事で腹が立ったが, こんなことを軽くやってのけるのが「イントロ屋」の仕事で, その内容は「そもそも論」である場合が多い. しかし,「そもそも論」は豊かな記憶量を必要とし, 豊かな記憶は豊かな執筆量によってもたらされるものである.

○執筆量と記憶量, そして歌（大阪保険医雑誌, 2017.2：なにわ医見）

裁判の証人は法廷に何も持ち込めない. 手ぶらで日本の医療制度全般について尋問と反対尋問を受けたことがあった. 人前で原稿なしでしゃべることのできる内容は, どこかで一度, 書いたことのある事項である. 総記憶量は総執筆量に比例する, というのが私の持論である. 面と向かって話しかけ, はたらきかける場合の記憶量は豊かでなければならない.

情報には「単品情報」と「連鎖情報」とがあり, ネット検索の「単品情報」はパチンコ玉のようにどこかに転がってしまうが,「連鎖化された情報」は自分史座標に貼り付いて「記憶」となる. つまり,「連鎖化」とは「ストーリー化」のことである.

司会者が「フロア発言は 3 分以内で」と言っているのに 15 分しゃべる人は頭が悪いのではないか. 3 分は字数にすればほぼ 1,000 字. 1,000 字あればコラム, 時評, 書評の類は書けるのだからミニマムの論理構成は可能である.

話にオチをつけてまとめるだけならば, 200 字から 300 字で可能であり,「大阪保険医雑誌」の「編集後記（あとがき）」はこれに相当する.

では，「ストーリー化した情報」「連鎖情報」を取り込む「自分史座標」の方はどうするのか．とりあえず，「年の数だけストーリーを作り，時系列に配列すれば，それらしきものができますよ」とおすすめしている．

この自分史座標にBGMを吹き込めば，一段と連鎖の手掛かりが増えることになる．昭和初期のタンゴ「小さな喫茶店」の歌詞には「あの時ラジオは甘い歌を」の一節があるから，タンゴの輸入とラジオの普及とはほぼ同時であることがわかる．メロディーが流れ出る走馬灯のような自分史座標を軸に使えば，貼り付く情報量も増える．つまり記憶量が豊かになる．

また，言葉はなかなか国境を越えられないが，メロディー，リズム，サウンドは反戦歌のように国境を越えて交流する．ベトナム戦争のころの反戦歌「花はどこに行ったの」のルーツはコザックの子守歌であったし，「頭がい骨の歌」はシチリア民謡であった．歌は連鎖の「キー」であり，「キー」をたくさん持つ人の記憶は豊かであり，豊かな記憶は「語り」に奥行きを持たせるのではないか．

○そもそもを忘れずに（大阪保険医雑誌，2011.10：なにわ医見）

19世紀中葉，衛生工学者ボードウィン・レイザムはクロイドンでの上下水道の費用と，そのことによって死亡を免れた人達が働いて生むであろう経済的価値とを天秤にかけて，後者の方が大きいと論じた．

衛生学者 M.v. ペッテンコーフェルも，1873年の啓蒙講演で，もし上下水道工事によってミュンヘン市の死亡率をロンドン市並みに引き下げることができれば，死亡を免れた人たちの潜在的稼得能力は大きいと論じた．医療・公衆衛生分野における費用効果分析（CEA），費用便益分析（CBA）の始まりである．

両方とも「市民の稼得可能性」を取り上げているが，購入価格のはっきりしている奴隷を取り上げればもっとはっきりするだろう，というのが，J.C. シモンズの1850，1851年の論文で，当時の奴隷売買地，ニューオーリンズで上水道を整備すれば，そのことによって死亡を免れるであろう奴隷のトータルな購入価格は上水道費用を上回るだろう主張した．

CEA も CBA も「誰の立場，どういう立場で？」ということをはっきりさせておかなければならない．レイザムやペッテンコーフェルの場合は利益共同体としてのクロイドンやミュンヘン市ということになるだろう．シモンズの場合は，「奴隷

所有者」という立場ではなく，当時，街の有力者たちが「鉄道か，上水道か」を議論していた時に，医師として公衆衛生的選択を主張したわけである．

　それぞれの「志」が伝わってくる分析だが，「審査」の費用と「減点効果」とを天秤にかけるのはいかなる「志」なのか，またいかなる「立場」なのか，座談会などで同じ人間がいろいろと立場を踏みかえて「審査・減点」という「費用便益分析」をやっているのも不可解である．「そもそも」の原点に立ち返るべきである．

　情報機器・システムメーカーとつるんだ行政に強制されるような形で投資的費用を支出し，得られる効果が減点ならば，「費用・効果」ではなく，「踏んだり・蹴ったり」ではないか．また，患者・国民の目線で「そもそも」を考えると，「ある時期から，診療の場で医師が患者から目をそらせて『端末』ばかり見るようになりましたが，あれはどれほどの効果を生んだのでしょうか」という疑問が湧いてくるのでは．

○ガイドライン・そもそも論（大阪保険医雑誌，2016.3：なにわ医見）

　「ガイドライン」を「ご案内ライン」と訳す人はまずいないだろう．「ご案内」のようにやさしいものではなく，「規制ライン」「目安ライン」「誘導ライン」的に使われてきたと思う．そして，これらのラインが「プロフェッショナル」の裁量権を侵犯しそうな場合には，「プロフェッショナル」サイドは「寄らば斬るぞ・ガイドライン」を心に決めておくべきだろう．

　「マイナンバー」の「マイ」は「権力者のための」であって，「国民のための」ではない．では，「ガイドライン」は誰のためのものか．無数に張り巡らされた「ガイドライン」の中には「国民の健康を守るための」という大義名分の成り立つものもあるが，大部分は国民管理のためか，国民の健康確保に名を借りた専門職管理か，あるいは製薬資本，損保資本，生保資本など医療産業の金儲けのための「ガイドライン」である場合が多い．各種ガイドラインが入りくんでいる医療の中で，日本のように概して官僚型「ガイドライン」が多い国とは違い，大資本，多国籍企業のための「ガイドライン」が多いのがアメリカではないだろうか．

　1971年，アメリカの「ブルー・クロス」（民間入院保険）は「疾患別・最大限入院日数」を公表した．入院が長引くと「儲け」が減るからである．同じ年に「ニューズウィーク」誌に「至急，腎臓求む，3000ドル」という広告が載った．前

者は，1983年10月のレーガン政権によるDRG公表への伏線となるが，不思議なことに日本の厚生大臣はDRG公表よりも2か月早い8月に，次年度概算要求に関連して「標準医療」を提言している．つまり，保険給付は「標準医療」の範囲にとどめ，それ以上は自己負担で，ということである．

　他方，「腎臓求む」には，これに対応するような形で，「インドで腎臓売ります」の声が上がり，医療ツーリズムは加速され，移植用新鮮臓器確保のための「脳死ガイドライン」が設定されたりしている．湾岸都市，ハブ空港に隣接した形での医療産業都市づくり，新しい医療市場開発が試みられ，新薬開発のためのもろもろの失敗，捏造，粉飾のコストに青天井の利潤を上乗せした薬が1錠11万円で売られたりしている．

　ガイドラインなき野放し青天井と，DPCから「かかりつけ医」に至る「定額制志向・ガイドライン」との狭間の中で，「プロフェッショナル」は守るべき「マイ・ガイドライン」を心に決め，「プロフェッショナル団体」は患者・クライアントのために守るべき「寄らば斬るぞ・ガイドライン」を設定しておくべきである．

8）時代考証屋

　「イントロ屋」の次は「時代考証屋」である．青年劇場の事務局からジェームズ三木の脚本に付箋のついたものが送られてきて時代考証を依頼されたとき，「長生き」は時代考証・有資格者であることに気が付いた．

　司馬遼太郎が「坂の上の雲」の映画化，テレビ化を拒否していたのは海軍物の時代考証はできないだろうということと，日本の男優に「海軍士官のスマートネス」は演じられないからだと思う．司馬は「江田島・海軍兵学校」はイギリスのダートマス海軍兵学校をモデルにしたものではなく，「パブリック・スクール」をモデルにしたものと主張し，わが同期生（76期生）たちも，この主張におおむね賛成である．

　わが76期生のクラス会が高齢化のために解散するときに出した「最後の文集」に「ジェントルマン教育に感謝」と書いたものもいるし，私は「スマートで 目先が効いて几帳面 負けじ魂これぞ船乗り」というスローガンの中に漠然と「近代」を感じた，と書いた．

　スマートさの演技はとにかく，短剣を吊ったまま会議室の椅子に腰掛けたり，ひ

どい場合は座敷であぐらをかいたりする．予算の関係で，ベルトと一体化してガチャリと外して室外のハットラックに掛けることができず，斜めに吊り下げたまま固定されるからだろうか．

　また，帝国海軍は短剣の士官とセーラー服の水平とから成り立ち，下士官がほとんど出てこないのはどういうわけか．下士官の服装がよくわからないからなのか．

　われわれ「士官の卵」は教官から「帝国海軍は下士官の熟練によって成り立っている」と発破をかけられたが，その下士官がほとんど登場しないのである．

　このように「時代考証」というのには，あまりにも「現代的」なことまで分っていないのだから，昭和ヒト桁はまだまだ使い道がありそうである．例えば，昭和ヒト桁世代でなければ書けないことを書くことは次世代への「はたらきかけ」になると同時に「自分史座標の強化」にもつながる．

9）もういいだろう『白い巨塔』異聞

○作家・山崎豊子に"使われた"医学博士の新聞記者・大熊房太郎

　母の妹の旦那に中央大学教授・森清がいた．義兄にも同姓同名の森清がいたので，中央大学の方を「ハゲ森」と呼んで区別した．「ハゲ森」さんの専門は「海商法」で，船がぶつかったとき弁護士が儲けるための学問と聞いていた．

　「ハゲ森」さんの中央大学での教え子に大熊房太郎という勉強家がいて，毎日新聞に入り，傍ら日本医学史学会員となり，医史学論文で学位をとった．つまり，医学博士の新聞記者の誕生である．

　毎日新聞は井上靖という社会部記者のキャリアを生かした作家を生み，その薫陶を受けた山崎豊子という，これまた社会部記者のキャリアを生かした作家を生んだが，山崎豊子の場合は「記者を取材に使った」作家というべきであり，使われた記者が大熊房太郎であった．

○大熊氏のボヤキ

　『白い巨塔』の場合は取材も大掛かりとなり，当時「サンデー毎日」編集部にいた大熊は取材チームのキャップであった．

　「お富さんはねえー」と，彼はこぼした．オペがわかるように，カラースライド

を作って見せると「イヤー」と言って顔をそむけてしまう，というのである．顔を
そむけながら，われわれ苦心の取材にちょっと手を加えるだけで，400字1枚
7,000円．われわれは身を粉にして働いても月給のうちというボヤキである．

○ネーミングで大迷惑

　チーム取材であるから，全国の医大・医学部からネタを集めて合成したものだ
が，地理的設定に「堂島川」が出てくれば，人は「あれ阪大のこと」と思う．それ
から問題は主人公の名前で，これはやりすぎ．人権侵害ではないが，明らかに当時
の阪大職員名簿から選んでいる．それが第二外科助教授から府立成人病センターに
転出した「神前五郎」を一字変えただけの「財前五郎」の登場である．

　ご本人の憤懣についてはいろいろ話が伝わってきた．思わず「事実と違う，裁判
で訴えてやる」と叫んだとか．もちろんフィクションとしての小説が事実と違うの
は当然だが，当事者の憤懣のほどが察せられる．ある外科の名誉教授は小説の世界
に身を乗り入れて「ああいうのは，絶対に教授にしてはならん」と力んだとか．

○あの頃を思えば

　いま『白い巨塔』の跡地には地方検察庁など政府出先機関の入った高層ビルなど
が建っている．考えてみれば，あの頃の『白い巨塔』の住人たちは無邪気な権力者
だったのかもしれない．川を挟んで，臨床の医局長が相談に来たことがある．

　「ウチの教授がね，『なに？　わしの診療が審査で減点？　けしからん，医局長！
お前基金に文句を言いに行ってこい！』というのですがねえ」

　「…」

　「それで，とりあえず文句を言いに行くのは医局輪番制にしたのですが…．教授
が裁判にする，というのだけは食い止めていますが…，絶対に負けますから」

　夏草や　つわものどもが　夢のあと，である．

7. 限界世代的「語りべ」

1）なぜ，いま「語り」か

○マークシートとピコピコ人間

なぜ，いま「語りの医学」（Narrative Medicine）か．これはおそらく医学分野だけの問題ではないだろう．マークシート型の勉強ばかりやり，「親のすねをかじって部屋でゲームピコピコ」という生活をしていれば，叙述力は皆無に近くなるのではないか．メールは打てても手紙は書けない．

手紙以前に「人との接し方」もわからない．1980年代，保育，看護，介護など，対人サービス労働の分野が増え，しかも「接遇」など，人との接し方を知らぬ若者が増えた時期にコミュニケーション・スキル（Communication Skill）を強調する本が出された．仮訳の和名をつけて紹介すれば『医療職のコミュニケーション術』（ D. A. Dikson 他：Communication Skills Training for Health Professionals. 1989. Chapman & Hall.）には，「コミュニケーション術」の試験の採点基準が示されていた．

5段階評価で「3」以上が合格だが，「3」のところには「ユーモアのセンス」（senses of humour）が挙げられている．「4」や「5」は「ユーモアのセンス」に加えて明快な発音や適切な音量が求められている．「ユーモアのセンス」など一朝一夕には身につかないから，これがないと医療職には向かないということかもしれない．外国人のスピーチはユーモアで笑わせ，日本人のスピーチは英語の言い間違いで笑わせる，などと言われているが，外国人が日常的にいかにネタの仕込みに努力しているかを知れば，日本人の努力不足がわかる．

○顔・ご当地・コンフィデンシャル

評論家の草柳大蔵が新聞のコラムで「地方での講演成功の3要素」として「顔・ご当地・コンフィデンシャル」を挙げた．まず，テレビその他で顔が売れていなければならない．次に講演で呼んでくれた「ご当地」を持ち上げなければならない．今東光が伊賀上野で講演したとき，ご当地ソングのつもりで横光利一の話をした

が，まったく反応がなかったので（その会は政党の後援会であった），すぐに話を切り替えたが「ご当地」もなかなか難しい．

最後の「コンフィデンシャル」，これは「ここだけの話だけど」という中身で政権与党の先生のかせぎどころである．リニア新幹線がどこを通るかという話はできないが，関係する分野での新情報はストーリー化して発信する必要がある．

例えば，太平洋岸の港シアトルに「スウェーデン・医療センター」が進出した，とニュースを聞けば本国政府の動向に関する資料と対照させながら，ストーリー・メイクを試みる．

例えば，『ノルディック資本主義とグローバリゼーション』という本を読めば，スウェーデンが知識集約産業立国として多国籍企業化に舵を切ったことはわかる．

「語り」とは，ストーリー・メイクであり，断片的情報を組み合わせ連鎖させることによって記憶として定着することになる．

○「語り」は「流れ」であり，歴史である

朗読をやりたがる女優さん（男優もいるが）が多いのは，短いカットの積み重ねの多いテレビ・ドラマや映画には「流れ」がないからではないか．素人役者でも声さえ良ければカットの積み重ねですむから「歌うたい」で十分つとまるではないか，ということなのだろう．

活動写真の弁士に年季を入れ，映画のトーキー化で失職した徳川夢声のラジオなど，「語り」分野での活躍は目覚ましいものであった．名作，吉川英治の「宮本武蔵」を徳川夢声が朗読するときには，神妙にラジオの前に座ったものである．

「武蔵は…」という徳川夢声の声が耳底に残っているのは，間の取り方が天才的にうまかったからだろうか．この「語り」と「唸り」との絶妙な組み合わせが広沢虎造の浪花節であった．

「旅ゆけば…」に始まる洗練された節回しの「唸り」があって，その後「大阪の八軒家から船に乗った森の石松…」という「語り」に入る「八軒家」は天満橋のたもとだが，いまでも「広沢虎造全国大会」が開かれていることを新聞で読んで，感心した．虎造節を鼻歌 BGM に使って生きてきた連中が集まるのだろう．

また，人の人たる所以が知恵と経験の継承にあるならば，「自分史」を語ることは最低限の義務といえるかも知れない．そして，自分史を語る際の BGM が虎造節

であったり，ド演歌であったりするわけである．

○オートスライド『医療の昭和史』

　歴史的資料，ナレーション，BGM の 3 つを組み合わせたのがオートスライド「医療の昭和史」（1990）で，今では CD になっているが，第 1 部が「貧困と医療」（1926〜1937 年）で 78 コマ，22 分．第 2 部が「戦争と医療」（1937〜1945 年）で，同じく 78 コマ，22 分であった．男女 2 人のプロのナレーターが主役だが，私もヒッチコックの真似をして両巻にヒトコマずつ出演（？）した．

　BGM については「どう，この辺でタミアの『暗い日曜日』を入れたら…」などと注文を付けたが，出来上がったものを見ると，エノケンの「俺は村じゅうで一番，モボだと言われた男」となっていた．これはこれでよかったと思う．

　ヒトコマ，私のナレーションを入れるときは夏の盛りで暑かった．

　「では本番いきますから，テレビなど音を消してください」．

　しかし，消せない音があった．それは，庭でやかましく鳴いている蟬であった．頼みもしないのに，蟬が勝手に BGM 演出してくれたのである．

○最大のシャンソンは『平家物語』

　最大のシャンソンは『平家物語』と書いたシャンソンの本がある．シャンソンは 3 幕もののドラマといわれており，歌詞も 3 番までで終わるものが多い．『平家物語』は 3 幕どころではないから「最大」なのだろうか．普通のシャンソンは，1 幕出会い，2 幕結ぼれ，3 幕裏切り―とか，あるいは 2 幕で裏切って，3 幕で寄りが戻るとか，いろいろだが，『谷間に 3 つの鐘が鳴る』のように，1 幕出生，2 幕結婚，3 幕死亡―というのもある．

　自分史に BGM をつけると，何かメロディーの流れる走馬灯のようなものが出来上がる．そして，祇園精舎の鐘も，谷間の教会の鐘も，俺が死んだときには鐘も鳴らなかったと嘆く反戦歌もメロディーとして流れ出てくる．走馬灯の最初は，暮れなずむ夕日に向かって「さらばふるさと」と巣立ちの歌を歌うところから始まるのだろう．そして今は，「そしていまは」もシャンソンの定番である．

　「芸大身をくずし型」シャンソンも好きだが，「語り」系シャンソンも好きだ．いまでも「語り」系シャンソン歌手の黒いイブニング・ドレスを思い出す．

　　薔薇は恋の花と　　人は言うけれど　どうしてそんなに　　ひなげしが好きなの
　　いまから　　そのわけ　　聞かせてあげよう

さて，あの人，本当に教えてくれたのかな．

2）語りべ

戦争への坂道を転げ落ちた 10 年間（昭和 10 年-20 年）・どん底とどさくさの 10
年間（昭和 20 年-30 年）を語れる限界世代として，「語りべ」となる．

〈語りべ〉

○「戦争への坂道を転げ落ちた 10 年間」

昭和 10 年-20 年を語れる限界世代の弁

1. 昭和 10 年 通学仲間の戦死第 1 号―表札は風雪に痩せて
2. 昭和 11 年 ヒトラー・オリンピック―男は爪にいっぱい垢をためて
3. 昭和 12 年 日中戦争はじまる―少女歌劇も軍事教練
4. 昭和 13 年 国家総動員法―提案理由の説明 2 分間
5. 昭和 14 年 日中戦争泥沼化―そして，電撃戦のナチ賛美
6. 昭和 15 年 紀元は 2600 年―配給制，そして日独伊三国同盟
7. 昭和 16 年 太平洋戦争はじまる―「新体制運動・産めよ殖やせよ」
8. 昭和 17 年 初空襲・勤労作業―医療の戦時体制化
9. 昭和 18 年 あちこちで玉砕―球技廃止，英語禁止，学徒出陣
10. 昭和 19 年 江田島へ―「出雲」から「大和」を見る
11. 昭和 20 年 軍艦の墓場・そして原爆―無蓋貨車から月を眺める

（大阪保険医雑誌，2015.10〜2016.8・9）

○「どん底とどさくさの 10 年間」

昭和 20 年-30 年 焼け跡からの医療史

1. 昭和 20 年 餓死者 1000 万人説
2. 昭和 21 年 空腹と活字への飢え
3. 昭和 22 年 社会科学と米，そして生命
4. 昭和 23 年 インフレ・食糧難・されどお洒落
5. 昭和 24 年 保険診療・結核そして「人頭登録制」志向も
6. 昭和 25 年 いかにも占領下，そして朝鮮戦争
7. 昭和 26 年 生・死から「健康」へ
8. 昭和 27 年 医療統計の整備と啓蒙
9. 昭和 28 年 平和・人生展望・保健
10. 昭和 29 年 厚生省がましだったころ
11. 昭和 30 年 もはや戦後ではない？

（大阪保険医雑誌，2016.11〜2017.10）

「戦争への坂道を転げ落ちた10年間」
昭和10年-20年を語れる限界世代の弁

1. 昭和10年（1935）　通学仲間の戦死第1号—表札は風雪に痩せて

○予科練・ゼロ戦・硫黄島

　昭和10年，私は山梨師範付属小学校2年生であった．2キロ以上あった学校までの通学路を友達を誘い，道草をくいながら通った．岩間君，奥村君の順であった．町並みが途切れると，桑畑の向こうの山裾に市民病院が見え，病院との別れ道のところに「甲府市立市民病院」と書いた柱状の表示板が立っていた．その看板に近づいて「コウフシ　タッシ…」と読み始め，後が読めなくて…，「なにしろ，これは市民病院だ」といった岩間正光は10年後の昭和20年，硫黄島で戦死した．予科練を志願してゼロ戦のパイロットになっていたのである．

　もう一人の通学仲間奥村夏美とは，9年後の昭和19年の秋，江田島の海軍兵学校の校庭で再会した．私のひ弱さを知っている彼は，「よく来たな」といったが，海軍兵学校の名簿ではすでに物故者のリストに入っている．通学コースからは外れていたが，開業医の息子である西村君に，学校の帰りに彼の家に連れていかれたことがある．お父さんに「クラスで将棋のできる奴を連れてこい」と命令されたからである．もちろん結果は惨憺たるもので，あまりの惨敗に涙が出て，相手の毛牌がかすんで見えた．「負けて泣く子は強くなるよ」と慰めてくれたが，一向に強くならなかった．その後，学校の帰りにバスの後につかまって走り，手を離すタイミングを誤って転倒し，両膝を擦りむいたときには，西村先生に応急手当をしていただいた．

　戦後30年以上たって，甲府市での講演依頼があったとき，重苦しい郷愁にかられながらかつての通学路を歩いてみた．「岩間君，奥村君…」とつぶやきながら．

　岩間君の家には，おそらく兄弟のものと思われる一字違いの「岩間正晴」と書かれた表札がかけられ，風雪に痩せて木目を浮きあがらせていた．

○活弁・東京音頭・野崎小唄

　学校の帰りにチンドン屋の後について歩いて覚えたのが「野崎小唄」だが，巷では，現在のヤクルトの応援歌「東京音頭」（昭和9年の作）が流行っていた．近所に調子っぱずれの「東京音頭」を歌う陽気なおばさんがいて，その人の旦那は「活弁」（活動写真の弁士）をやっていた．どんな弁士ぶりなのだろう，と次姉が映画を見に行き，帰ってからみんなに報告した．「上手だったわよ，こんな歌うたったりして，『イチ，ニとサン，鎌倉の　チンガラ法華経の本願寺　デコ坊よ帰ろうか　もうかれこれ3時だよ』」．

　なんとも意味不明の歌だが，戦後寅さんこと渥美清が，戦争末期に厚木基地の特攻隊員がよくこの歌を歌っていたという話をしていた．おそらく，キーワードは「帰ろうか」だろう．戦争世代，軍隊経験者にとって，その言葉を聞いただけで体が震えるような切なさが湧いてくる言葉が（家に）「帰る」である．

　帰るに帰れない人たちが歌う「デコ坊よ帰ろうか」だったのだろう

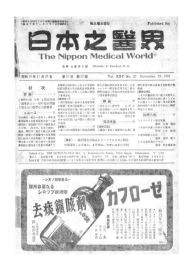

図7-1　昭和10（1935）年当時の医学雑誌「日本之醫界」

○その時，医療は

　昭和10年（1935）は経済統計上「戦前基準年」とされている（**図7-1**）．昭和31年（1956）に出された『経済白書』が「も

はや戦後ではない」をキャッチフレーズにしたのは，鉱工業生産が戦前基準年の水準まで回復したからである．

　この年，日本の健康保険制度の基礎計算をやった長瀬恒蔵は『傷病統計論』を著し，日本最初の国民医療費推計をやっている．まだGDP，GNPという概念がなく，NI（国民所得）が分母となっているが，約100億円の国民所得に対して4億円弱の国民医療費という推計結果となっている．

　しかし，その推計方法はおおらかなもので，医師・歯科医師の総収入＝国民の医療費総支出＝国民医療費という「それだったらいいのにね」という等式からスタートしている．

　島津製作所が開業医相手に高い講習会費をとってX線機械の売り込みを始めたころの話である．大阪府保険医協会初代理事尾酒井先生のお話では，「どうです．骨が写っているでしょう」「おそれいりました」，ということであったらしい．

2．昭和11年（1936）　ヒトラー・オリンピック—男は爪にいっぱい垢をためて

○シャリアピン・ステーキ1円30銭

　昭和11年2月26日，雪の日に二・二六事件が起こるが，大人たちの話を聞いても何のことかわからなかった．小学校2年から3年に進級する年であったが，甲府の寒さにへこたれてよく学校を休み，担任の雨宮精蔵先生から叱責のお手紙をいただいた．

　「男は爪にいっぱい垢をためて，ワラの中で寝ることができねばなりません」．もっとたくましくなれ，という意味のようであった．

　後から年表を見ると，この年，帝国ホテルに「シャリアピン・ステーキ」が登場し，1円30銭と書いてある．1円30銭は

熟練工の日当，新宿の中村屋の「饅頭セット」はブタマン9銭，アンマン6銭で計15銭だったそうだから1円30銭は贅沢の部に属すると言える．

　東北地方の貧農の子弟が軍隊にとられると，月3円くらいのお手当ての中から，実家に仕送りをしたと言われる．そして，部下たちのそのような現実を知っている青年将校の短絡的思考が二・二六事件を起こしたともいえる．

　また，この年はベルリン・オリンピックの年で，ヒトラーがナチズム宣伝の場にオリンピックを利用したことなどは，大人になってからわかったことである．その年の春，山梨師範学校付属小学校出身でベルリ

ン・オリンピック走り高跳びの矢田選手が早稲田の制服を着て学校に挨拶に来た.

「この度, 本校出身の矢田喜美雄君がオリンピックの代表選手に選ばれました. では矢田君どうぞ」と, 先生が声をかけているのに, 照れてなかなか舞台の袖から出て来なかった. 矢田選手によると「競技後, ベルリンのお店でハンバーグを食べていると, 見知らぬ紳士から声をかけられた.『君が5位に入ったときにはうれしかったよ』. それが旧鉄道省官僚の下山氏であっった」.（「週刊朝日」2009.7.17）

これが矢田選手と下山元国鉄総裁との出会いであり, 戦後「下山事件」が起きた時には, 矢田選手は朝日新聞の記者となっており, 事なかれ主義の「自殺説」を排して「他殺説」での取材を貫く硬骨漢となっていた. あの学生服で照れていた人が, と思う.

○野球が職業になるげな

この年のもう一つの話題は, 山梨県勢（昭和11年までは神奈川, 静岡, 山梨が1ブロック）として初めて甲子園に出場した甲府中学の五味という主戦選手が発足したばかりの「金鯱軍」という職業野球団に入団したことである.

そのころ, 野球が職業になるとは驚くべきことだったからである. 月給は90円で, 親にいくら渡しているとか, 消息通はまことしやかに話したものである. 私はいつとはなくタイガース・ファンになってしまったが, なぜだろうかと考えたことがある.

発足当時の大日本職業野球連盟には7チームが加盟していたが, その名称は「東京巨人軍」「大東京軍」「セネタース」「名古屋金鯱軍」「名古屋軍」「タイガース」「阪急チーム」であった. つまり, 小学校低学年でも読めるカタカナ書きは「セネタース」と「タイガース」の2つだけ. そ

こから意味不明の「セネタース」を消去すると, 残りは「タイガース」ということであったらしい. もちろん, 昭和10年の甲子園での優勝投手藤村富美男（呉港中）が入団したチームということもあったろう.

前記のように名古屋には, 名古屋新聞をバックにする「名古屋軍」と新愛知新聞をバックにする「名古屋金鯱軍」とがあり, 新聞社の戦時統合で中部日本新聞となり, チームの方も「中日ドラゴンズ」となるのだが, なかなか実力通りの成績が上がらないのは慢性的な合併後遺症なのだろうか.

○その時, 医療は

二・二六事件後に成立した広田内閣のとき, 寺内陸相の手により「保健国策」が作成された. それは一口でいえば「健兵健民政策」で, 健康な兵隊を確保するためには国民は健康であらねばならぬ, という趣旨

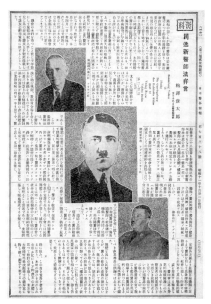

図7-2　ナチ政権下の新しいドイツ医師法の全文が独和対訳で紹介された（「日本医事新報」1936.10.31）

であった．そして，「戦力たりうるものを確保すること」と裏腹に「戦力たりえないもの」の切り捨てを露骨にうたっていた．例えば，らい患者は徹底した隔離によって3か年で絶滅を期すというように．

この年の「日本医事新報」（1936.10.31）

には，ナチ政権下の新しいドイツ医師法の全文が独和対訳で紹介され，「整然たるナチス医師法」と賛美されている．日本も整然とさせましょう，と言わんばかりに（図7-2）．

3. 昭和 12 年（1937）　日中戦争はじまる―小女歌劇も軍事教練

〇学校に「奉安殿」

1936 年（昭和 11）秋，父の転任によって甲府から静岡に移った．転校は嫌だったが仕方なかった．静岡師範付属小学校は転校生を受け入れなかったので，城内小学校へ転入した．みんなが校門のところで斜め右を向いてお辞儀をするので何のことかと思ったら，その方向に「奉安殿」という天皇の写真（「御真影」と呼んだ）を収めた祠があったからである．いつごろできたものかは知らないが，山梨師範付属小学校ではそういうものはなかった．

「城内」とは駿府城内のことであり，本丸部分には静岡連隊が位置し，内堀と外堀の間に裁判所や陸軍病院，城内小学校などがあった．16 代目にあたる徳川家達さんも健在で，クルマの中から小学生に挨拶しているおじいさんが家達さんだと教えられた．大河ドラマ「篤姫」では子ども時代の家達が登場するから，家達を知っている私も相当古い．

1937 年（昭和 12），城内小学校で 4 年生に進級して間もなく，日中戦争が勃発した．当初は「北支事変」と呼ばれていたが，やがて上海に飛び火し新品の三八式歩兵銃を白布で包んだのを担いで出征する静岡連隊を見送った．

静岡連隊は上海付近での敵前上陸作戦で連隊長が戦死，という苦戦を強いられ，小学生たちは遺骨の出迎えにも狩り出され

た．「行き」も「帰り」も白布だな，などと思った．戦死は「名誉の戦死」なので，城内小学校の出身者の葬式には小学生も参列させられ，まだそのころは参列者に饅頭が配られたりした．

〇一挙に戦時色

「北支事変」を「支那事変」と言い換えたころから一挙に戦時色は濃厚になった．図 7-3 は大阪松竹少女歌劇における軍事教練風景（『画報　躍進之日本』）1937.8）．少女歌劇でも，予備将校に来てもらって軍事教練をやらせるくらいだから，学校では現役の配属将校のほかに予備役の軍人が多数，教員として採用されるようになった．

また，各学校を巡回して「軍国美談」を語る専門家も現れた．そんな中で私の担任の渥美時次郎先生は「兵隊さんが戦死するとき，天皇陛下バンザイと叫ぶ，という話はウソだ．本当はオカアサンと叫ぶのだ」と話し，顔をしかめながら「オカアサン」と叫ぶ実演を 2,3 回やってみせてくれた．

この年のはじめ，松竹映画『大阪夏の陣』が封切りされた．東山千栄子の淀君，山田五十鈴の千姫などかすかに印象に残っているが，子どもの私が喜んだのは，家康が風呂に入っているとき，真田隊の急襲を受けたシーンであった（図 7-4）．家来たちが風呂桶ごと担いで逃げ，もう大丈夫というところまで来て，乱暴に風呂桶をおろ

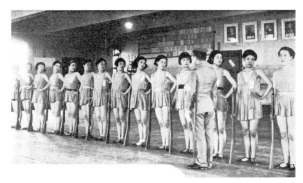

図 7-3　大阪松竹少女歌劇での，陸軍予備将校による軍事教練

戦争への坂道を転げ落ちた10年間／昭和12年（一九三七）

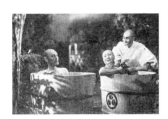

図 7-4　松竹映画『大阪夏の陣』
　　　　この直後，真田隊に急襲される

したので湯がこぼれて家康が怒ったのが面白かったからである．そして半年後に日中戦争．来年（2017）の大河ドラマは「真田丸」，何事も起こりませんように．

○その時，医療は

　関東大震災時におけるセツルメント活動，訪問看護などから生まれた地域保健活動が昭和期に入って発展し，東京市京橋に「都市保健館」，埼玉県所沢に「農村保健館」ができたのが昭和10年（1935）．しかし，このあたりから保健活動は陸軍主導の「保健国策」に呑み込まれる形となり，昭和12年（1937）に保健所法が制定施行される．そして，「保健所において調査すべき事項」の筆頭項目に「地域別徴兵検査成績既往10か年分」があげられることになる．

　強く，たくましく，ということで武田長兵衛商店は「男性ホルモン・エナルモン」を売り出すが，その適応症には「生殖器性神経衰弱」と書かれてあった．国民は強くたくましい兵隊に，医師は軍医にというわけで，「軍医予備員令」が制定され，医師たちは軍の指定する訓練に参加することが要請された．召集されたとき，軍医として将校並みの待遇を受けたいのならば，軍の指定する訓練に参加しなさい，参加しなければ「衛生兵として召集する」という脅しを含ませたものであった．

　参加せずにひどい目にあった医師は，田村清，元神奈川県保険医協会理事長をはじめ多数いらっしゃるが，この「訓練」が各師団軍医部と府県医師会との共催のような形をとったことに対して府県医師会はどのように総括しているのか．

4. 昭和13年（1938）　国家総動員法―提案理由の説明2分間

○アイスキャンデー登場

静岡時代，自宅から城内小学校への通学コースの途中に旧制静岡中学（現静岡高校）があった．校歌は昔のままなので，いまでも静岡高校がたまに甲子園に出てくるときには，「岳南健児1千の…」に始まる校歌を懐かしく聞くことにしている．校外体育か何かで校章を染め抜いたシャツを着て，「竜爪山の木枯らしに　青葉が丘の夏の陽に…」と校歌を歌いながら歩く一群と道ですれ違うことがあったからである．

小学生が仰ぎ見るこの世代は，一番戦死者を多く出した世代である．旧制静岡中学から海軍兵学校に進み（68期），潜水艦でドイツからの帰途，大西洋でアメリカ駆逐艦に撃沈され戦死と認定された須永孝も，仰ぎ見る一群の中にいたはずである．日本ほど負け戦の中で，地球の広い範囲に骨を撒き散らした民族はないよ，という話をするとき痛みを持って紹介する事例である．

登校時は静岡中を素通りするが，帰り道では野球やサッカーの練習を冷やかすことにしていた．サッカーの選手が駄菓子屋で「うまい，うまい」と言いながらトコロテンのお代わりをしているのを見て，一度食べてみたいものだ，と思っているうちにトコロテンは姿を消し，駄菓子屋にもアイスキャンデーのボックスが置かれるようになった．おおむね1本1銭であった．

トコロテンは姿を消したが，言葉としては生き続け，夏の甲子園の予選で四球を連発し満塁押し出しとなれば「トコロテンの押し出し」とやじられた．もうそのころには静岡市役所に「国民精神総動員」の垂れ幕がかかっていたと思うが，昭和13年（1938）2月24日，「国家総動員法案」が衆議院に上程され，提案理由の説明はわずか2分間で済まされてしまう．当時の国策雑誌「画報　躍進之日本」（1938.4）も「然るに近衛首相は病気にて欠席し広田外相代わって提案理由を説明したが此重大法案を説明するに僅かに2分間で片付け議場は唯呆然たる計りであった．」と報じている．

南京が陥落（1937.12）すれば終わるだろうと期待されていた戦争はずるずると深

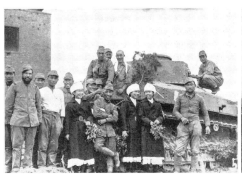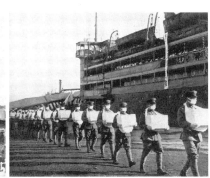

図7-5　左：中国戦線の日赤看護婦　右：遺骨帰る（芝浦に上陸の英霊）

みにはまりつつあった．図7-5 はいずれも前記「画報」の 1938 年 1 月号に収められたもので，写真左は中国戦線における日赤看護婦，なにかぎこちなく作為的？，写真右は帰ってきた遺骨．まだこのころは箱の中身が信用できたが，やがて何が入っているかわからぬ箱を遺族たちは渡されることになる．

○新聞配達の子たち

昭和 13 年（1938）の秋，静岡から名古屋に転居し，場末のような，あるいは新開地のようなところに住むことになり，吹上小学校に転入した．すぐ近くに刑務所（現在は吹上ホール）があり，体操の時間にはよく刑務所一周走らされた．いつも先頭を切るのは新聞配達をやっている子で，新聞だけではなく号外の配達もしていた．

戦争中なのでよく号外が発行されたが，号外が出ると新聞販売店のおやじが廊下からサインを送る，すると，クラスに 2 人いた新聞配達の子はすくっと立ち上がって号外の配達に出掛けるのである．先生が苦々しい顔をしながら黙認したのは，家庭の事情があったからだろう．

名古屋に転居したとき，すでに旧制静岡高校理科乙類に在学中だった三兄はそのまま静岡に残り，医者志望の熊取さんと同じ素人下宿に入った．そして，名古屋の家にはときどき洗濯物の山を抱えて帰ってきた．洗濯物の中に「熊取」と書いたパンツが混じっていたので母が「これ，熊取さんのじゃないの！」と聞くと，兄は「そういえば，熊取が俺のパンツがない，とか言ってたな」と，のんびり答えた．

戦後熊取さんと新聞紙上でお目にかかったのは，ビキニで被爆した第五福竜丸の久保山さんの主治医としてであった．

○その時，医療は

昭和 13 年（1938）は医療史上盛り沢山な年である．この年 1 月から厚生省がスタートし，やがて国民健康保険法も制定，施行．戦時医療政策の起点をなす医薬制度調査会もスタート．そして「体力章検定制度」に代表される体力管理政策が展開され始めるが，「昭和 13 年 9 月 20 日　国民体力管理制度要綱　第 7 校」には（秘）の判が押してある．

5. 昭和 14 年（1939）　日中戦争泥沼化―そして，電撃戦のナチ賛美

○「ナチス」は誉め言葉

昭和 14 年（1939），私は名古屋市立吹上小学校で 5 年から 6 年に進級した．場末の小学校ではあったが，熱心な音楽の先生がいて，独特のワークブックと課外授業で徹底的に譜面の読み方を教えてくれた．おかげで，特に難曲でもない限りメロディーを聞けば頭の中で譜面化することができるようになった．

ある日先生から「これを読んでみなさい」と新しい譜面を渡された．どうもなじ

めない曲だなぁ，と思いながらたどたどしく読むと，「これが，今度できた名古屋第 3 師団の歌だ」と言って先生は笑った．そんな時代であった．日中戦争が泥沼化していることは子どもにもわかった．米は配給制となり，警防団が組織され，消防団は自然消滅するが，警防団の初仕事は防空演習であった．近所の開業医が団長に祭り上げられ，クマさん八つぁんが警防団の制服を着てメガホンを持ち，「訓練　空襲警報！」などと嬉しそうに叫んで歩いた．この警防

団はやがて受験生の大敵となった.「野村さん，アカリが漏れてます」と注意に来るからである.警防団のオジサンと旗振り国防婦人会のオバサンは日本ファシズムの第一線部隊であった.

この年の初め，ソ満国境のノモンハンで，日本陸軍は近代装備のソ連軍に完膚なきまでにたたかれるが，このことは国民に対して秘匿されていた.そして9月，ヒトラーは電撃戦でポーランドを席巻する.日中戦争泥沼化との対比において，ナチ賛美が加速する.

戦後世代には想像できないことかもしれないが，「ナチス」は褒め言葉であった.やがて来日する「ヒトラー・ユーゲント」(ナチ少年団)の歓迎歌ができるが，その歌詞の最後は「バンザイ　ヒトラー・ユーゲント　バンザイナチス」と結ばれていた.図 7-6 はナチス婦人の陸軍病院訪問(「画報　躍進之日本」1938.4).

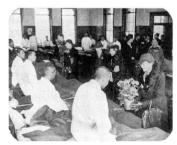

図 7-6　「ナチス」婦人の陸軍病院慰問

○されど，そこはかとなく自由

しかし，昭和 14 年(1939)は，まだそこはかとなく自由が残されていた.後から年表を見れば，この年，小夜福子を団長とする宝塚歌劇団はアメリカ公演をやっているし，藤原歌劇団は「カルメン」の初公演をやっている.

名古屋に転居してよかったことは，母方の祖父母の隠居所，蒲郡に近くなったこと

である.母は 8 人兄弟の長女,兄弟それぞれ平均 5 人の子を持てば,いとこだけで 40 人ということになる.これらに血気盛りの若い叔父たちも加わって,蒲郡は夏の遊び場所となっていた.おかげで,小学生のくせに麻雀を覚えた.母の 8 人兄弟の下から 2 番目に,叔父嶋崎重和(海軍兵学校 57 期)がいた.私が静岡にいたころは,静岡駅で売っていた「次郎長漬け」という山葵漬けの「名前が気に入った」と言って,駅売りを全部買い占めて縄で結わえてガラガラさせながら家にやってきたことがある.

「旅ゆけば駿河の国に茶の香り名代なり東海道」にはじまる虎造節,「大阪の八軒家から船に乗った森の石松」という語りなど,つまらぬことを覚えているのはこの叔父の影響である.

蒲郡では,叔父はいとこたちの要望に応えて「酋長の娘」を踊った.そのとき,祖母が大事にしていたショールをふんどしの上から巻き付けて踊ったので,祖母は「私のショール」と絶句した.

この叔父が 2 年後に真珠湾攻撃部隊第 2 波の総指揮官となるのだから時代の展開は急テンポであった.蒲郡には夏休み以外にもしばしば出掛けたが,名古屋に帰ると戦時色は深まっていた.

家の近くにある鶴舞公園の野外音楽堂では,テノール歌手徳山璉が狩り出されて,陸軍戸山学校の演奏で軍歌の新曲「愛馬進軍歌」の発表会が行われていた.軍馬の買い上げ価格は 400 円から 150 円,兵隊は 1 銭 5 厘(のはがきで召集)という時代になったのである.

○その時，医療は

医療全体に対する戦時統制法規が準備されていた時期で,この年を代表するような重要法規は見あたらない.しかし,中国戦

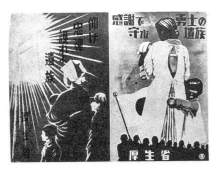

図7-7　厚生省のポスター

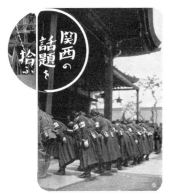

図7-8　中国戦線から帰還した
大阪日赤看護婦

線での死傷は増大し，遺族や傷痍軍人問題が表面化するようになった．図7-7は「勇士の遺族を守れ」という厚生省のポスター．遺族や傷痍軍人を大切にということだが，何しろ「リハビリテーション」を「再起奉公」と訳すお国柄で，やがて奉公先も消滅してしまう．図7-8は大阪日赤看護婦の帰還風景．生きて帰って来れたのはおおむねこの時期まで．やがて戦争の深刻化に伴って「片道切符」ということになったのでは．

6. 昭和15年（1940）　紀元は2600年─配給制，そして日独伊三国同盟

○マッチ1人1日10本

　昭和15年（1940），私は中学校に進学した．後から年表を見ると，この年の紀元節の前日，2月10日「神武天皇から仲哀天皇までは実在しない」と書いた津田左右吉の著書が発売禁止となっている．代わって，大川周明の『日本二千六百年史』などが幅をきかすようになり，物心両面から国民生活への統制は厳しくなる．

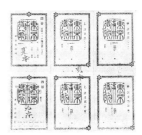

図7-9　マッチも砂糖も配給制

　米から始まった「配給制」は生活必需物資全般に及ぶようになった．図7-9のように砂糖もマッチも配給制になるが，その最もみみっちい例を『昭和家庭史年表』（1990．河出書房新社）は次のように紹介している．

　「3.30. 全国に先駆け，名古屋でマッチの配給制が始まる．1人平均1日10本」
1日10本ではタバコも喫えないが，一番安い「ゴールデン・バット」は内側のパラフィン紙が節約されて一重の夏姿となった（図7-10）．しかし「バット」という洋風の名前は許されず，「金鵄」となって，2600年奉祝歌の冒頭を飾るのである（図7-11）．

　「金鵄輝く日本の　栄えある光身に受けて」と．そして，この歌の子ども用替え歌が「『金鵄』輝く15銭，栄えある『光』30

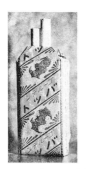

図7-10　バット，夏姿

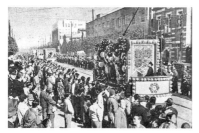

図7-11　2600年奉祝行事に花電車5台

銭」である．どちらも10本入りで高級品の「光」は銀紙で包装されていたが，いつまで続いたかは覚えていない．コロッケは3つ10銭，トンカツの方は10銭とか15銭とか値段を指定すればそれに合わせて肉を切って揚げてくれた．しかし，間もなくそれらは店頭から姿を消した．

「替え歌」と言えば，この年にヒットした高峰三枝子の「湖畔の宿」の主題歌の「替え歌」もできており，「蛸の遺骨はいつ帰る　骨がないから帰らない」という歌詞だったそうだが，これは戦後聞いた話である．

○日米，もし戦わば

中学校の音楽の教科書では，Long, long ago（久しき昔）は国産歌詞「雲白き夏の来て」に変わっていたが，湧き上がる入道雲を見ると，蒲郡での遊びを思って胸がと

きめいた．

この年，中学校の制服（男子）は国防色（カーキ色）と決められ，戦時色は一段と濃厚になった．「日米，もし戦わば」式の本も出されるようになった．後から知ったことだが，日独伊三国同盟反対の海軍省に右翼団体が馬糞を投げこむような事件もあったようだ．もちろん，海軍部内に三国同盟賛成派もいたことだろうが，英米派—海軍軟派と言われた米内光政—山本五十六—井上成美バージョンが対米英戦の矢面に立たざるを得なかったことは，歴史の皮肉というべきだろう．

見方を変えれば，海軍軟派を海軍省など陸上においておくと，右翼のターゲットにされるからというわけで，現場（艦隊）に出している間に戦争状態に入ってしまった，と言えるのではないか．

この年の9月，日独伊三国同盟が締結される．当時の中学生にはこれが対英米戦への一本道とまでは考えなかったが，重苦しいカーキ色と灰色の昼間の世界から逃げ出したくなった．これまで蒲郡に求めたものは「海の青さ」であったが，これに「月の青さ」が加わるようになった．

「コロラドの月」「ホノルルの月」などをいとこたちと歌った．月の出に合わせて「山の端の月の出」を合唱した．そして「悩める胸に　雪の白き夜は」のくだりを声を張り上げて歌う一番年上の従兄の「悩み」は恋の悩みではなく，「兵隊にとられる悩み」であることも分かった．いとこ達のなかでは徴兵年齢に近い歳の順に憂鬱になった．

戦後になってから，佐伯孝夫作詞，灰田勝彦作曲の「森の小径」がこの年の作であることを知った．「僕も悲しくて青い空仰いだ」，おそらく学徒出陣を予感した世代は涙を流しながらこの歌を歌ったことだろう．

○その時，医療は

1938年にスタートした医薬制度調査会はこの年に答申を出し，答申に基づいて「国民医療法」が準備されることになる．戦力確保のために「国民体力法」が公布され，1万7千人の開業医が「国民体力管理医」に選任された．そして，徴兵予備軍としての青少年には「体力手帳」を交付し，受診の都度，「国民体力管理医」に必要事項を記入してもらう管理方式がとられた．

「戦力たりうるもの」の確保をねらったのが「国民体力法」とすれば，「戦力たらざるもの」の絶滅を意図したのが「国民優生法」で，今日の精神疾患の多くはこの法律では優生手術（断種）の対象に挙げられている．

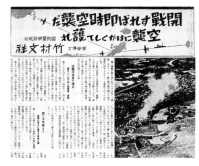

図7-12　日米戦わば

「産めよ殖やせよ」で，優良多子家庭表彰が行われたのもこの年である．そして，早くも「その気」になっている医学論説が図7-12である．

7. 昭和16年（1941）　太平洋戦争始まる─「新体制運動・産めよ殖やせよ」

○反逆の英語教師

「画報　躍進之日本」の昭和16年（1941）1月号には「新体制運動」をイラスト化した「東京・大阪・銃後緊張比べ」が載っている（図7-13）．靴は入手困難になりつつあったが，靴を消耗させる軍事教練の時間は増えつつあった．この年，私は中学2年に進級し「まむし」というあだ名のこわい英語教師にしごかれることになった．いまにして思えば，そのころ習った英語は荘重な候文であった．そして，会話体になっているところは暗記を命じられたので，「まむし」こわさに今でも覚えている．戦後，奈良公園で進駐軍の兵士に道を聞かれたときに，これを応用して答えたら，相手は酢を飲んだような顔をした．

「まむし」は反逆の教師でもあったから，副読本にアンデルセンの「裸の王様」を使い，国民の付和雷同的な迎合を名古屋弁であてこすった．

名古屋は軍需工場の多い街だが，労働者が戦闘帽にゲートル姿で「僕等は産業軍人だ，僕等の時代が来た」というスローガンを掲げて行進する風景は不気味であった．あとから考えると，労働組合の解散，「産業報国会」結成の時期だったと思う．

○12月8日のチャイム

2年前，蒲郡の「酋長の娘」を踊ってくれた嶋崎重和叔父は，そのころ拳母（ころも，現在の豊田市）にあった海軍航空隊の

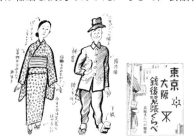

図7-13　東京・大阪・銃後緊張くらべ

副司令という肩書で，私の家の近所に寓居を構えていた．今にして思えば，空母「瑞鶴」の竣工待ちの時期だったようだ．淡路島の洲本市で開業の松本敬明先生は少年時代に神戸川崎での「瑞鶴」の進水式を見ておられるそうだが，今や私がお付き合いする唯一の先輩となってしまった．

　12月8日，早朝の臨時ニュースのチャイムは確実に再現できる．簡単なチャイムなのにNHKの戦争アーカイブ番組ではチャイムが再現できていない．デタラメな叩き方をしたりする．NHKは音痴ぞろいなのだろう．音痴はやがて「歴史音痴」になる恐れがある．

　開戦時，東京にいた長兄からは，こんな話を聞いた．新宿のムーラン・ルージュ劇場では，ルーズベルト大統領に扮したコメディアンが真珠湾攻撃のショックで，ズボンをずり落としてしまい，「どうも，ベルトがルーズでいかん」などとやっていたそうである．この年の12月，世界最大の戦艦「大和」が就役した．

　アメリカ海軍は真珠湾攻撃で戦艦8隻を失い15隻から7隻へ，イギリス海軍は「レパルス」と「プリンス・オブ・ウェールズ」を失い13隻，日本は「大和」を加えて11隻，空母の数は米・英が6隻で，日本が10隻，比較の仕様によっては，この時期からミッドウェー海戦（1942年6月）までの半年間，世界第1位の海軍国であったと言えるのではないか．

　明治以来，70年ほどの間に世界第3位の海軍国にのし上がり，瞬間的に第1位となり，そして全滅したわけである．大航海時代から帝国主義段階まで「海軍史」は「世界史」をコンパクトに表現している．その「海軍史」を70年余に濃縮して滅びた日本海軍の骨を拾う仕事を海軍兵学校

76期生としてやってみたいと考えている．

○その時，医療は

　昭和16年（1941）の年明け早々，政府は「人口政策確立要請」を閣議決定し，数え年で男25歳，女22歳までに結婚し，生涯通算5人以上子どもを産めという「ガイドライン」を示した．特に経済的な保障はなかったから，精神力で生めということのようであった．この年，医学界から2人の大臣を送り出したので医学雑誌の話題となった（**図7-14**）．

　また，太平洋戦争の開戦に備えて，仏印（現在のベトナム，ラオス，カンボジア）全域を占領したので，パスツール研究所が4つある（**図7-15**）こともわかり，医学雑

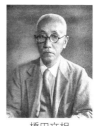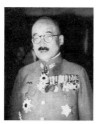

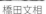
橋田文相　　　　　　　小泉厚相

図7-14　医学会から2人の大臣（「日本医学及健康保険」1941.7.26）

誌（日本医学及健康保険，1941.9.13）に紹介された．

　内地の温泉地には「傷痍軍人療養所」が作られるが，当時は「リハビリテーション」という言葉はなく「再起奉公」という言葉が使われた．「公医委託養成規則」や「保健婦規則」も相次いで制定され，日本赤十字社は「長期戦1億民が赤十字」というポスターを作った．開戦前夜の日本医療の姿であった．

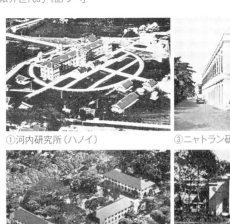

①河内研究所（ハノイ）
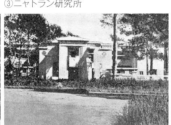
③ニャトラン研究所

②西貢研究所（サイゴン）
④ダラット研究所

図 7-15　仏領印度支那（現在のベトナム，ラオス，カンボジア）には，4つのパスツール研究所があった．これは，太平洋戦争開戦に備えて仏印を占領したころの話

8. 昭和17年（1942）　初空襲・勤労作業―医療の戦時体制下

○体力章検定

　昭和13年（1938）にスタートした体力章検定制度は，旧制中学では3, 4, 5年生が対象年齢とされた．昭和17年（1942），3年に進級した私は対象年齢（つまり徴兵検査予備軍）に達したわけである．

　体力章検定は5種目でそれぞれに「上級」「中級」「初級」の基準が定められて，合格すると上級は金，中級は銀，初級は赤のバッチ（**図 7-16**）が与えられた．種目は「100米走」「2000米走」「鉄棒懸垂」「手榴弾投げ」「土のう運び」の5つだが，

初級　　中級　　上級
真ん中の鏡の色が，左から「初級（赤），中級（銀），上級（金）」となっている．

図 7-16　体力章

「土のう運び」は「上級」60キロ，「中級」50キロ，「初級」40キロの土のうを担ぎ上げて50米，9.5秒で走るというのである．土のうの土がかなりこぼれるのを待って挑戦すれば「初級」ぐらいは行けるだろう．「手榴弾投げ」は上級45米，中級40米，初級35米だが，投げた途端，肩が抜けるような衝撃が走った．

　校庭が体力章検定や教練などに使われることが多くなった1942年4月18日，破裂音につられて東の空を見ると，低空を飛ぶ見慣れない爆撃機の後追いのような形で高射砲の弾が破裂するのが見えた．後からわかったことだが，ドゥリトル隊の1機が名古屋にやってきたわけである．

　ノースアメリカンB25爆撃機が飛んだあとを高射砲の弾幕が追いかけるという，なんとも間延びのする風景が私の空襲初体

験であった.

○鶴嘴・もっこ・トロッコ

これを契機に各地に高射砲陣地が増設されはじめ, そのための勤労作業に狩りだされることが多くなった. しかし, その作業内容は鶴嘴で掘り,「もっこ」で運び, スコップでならしという原始的なものであった.

また,「火消し」のための防火用水が町内会によって整備されたが, 皮肉なことに, 1942 年の夏には南方戦線からお持ち帰りされたデング熱の流行を加速することになる. 真っ先にやられたのは, 長崎, 神戸などの港町で, 長崎では 1 万人を超えたと言われている. デング熱対策として「防火用水における蚊の研究」というような医学論文が現れたのはこの時期である.

アメリカ映画で, 正確に訳せば「1942年・夏」となる映画がある (「1942」年に意味があるのに輸入題名は「夏の思い出」ぐらいになっていたと思う). これは少年が性知識を交換しながらのぞき見をしていた新婚家庭の夫に召集令状が来て, 新妻が一人残されやがて戦死の公報が入る. そのとき, 新妻は…, という映画である.

この思春期少年グループと同世代の私が高射砲陣地づくりのために「もっこ」を担

ぎ, 商工大臣岸信介が「南方資源の開発」（図 7-17) などを書いている間に, 連合国側の反撃が始まった.

米・豪分断をねらってソロモン諸島の南端に近いガダルカナル島で, 鶴嘴と「もっこ」で飛行場づくりを進めていたところへ米軍が上陸し, 重機を使ってあっという間に滑走路を作ってしまったのである.

○そのとき, 医療は

この年, 結核対策と日本医療のピラミッド的再編成を目指して国民医療法が施行され,「日本医療団」がスタートした. それまで, 医療を行う「人」に関する法律としての医師法はあったが, 医療を行う「場所」に関する法律としては「診療所取締規則」ぐらいしかなかった. この国民医療法施行規則において, 初めて「病院」（10 床以上) と診療所 (9 床以下) とが区別されるのである. そしてこの区分が戦後の医療

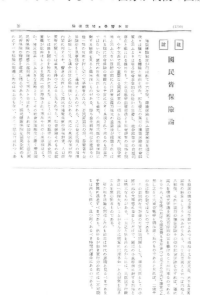

図 7-18　1942 年の「国民皆保険論」
（「日本医学及健康保険」1942.8.15)

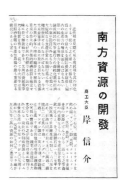

図 7-17　岸信介の南方資源論
（「画報 躍進之日本」1942.2)

法で,「20床以上が病院」「19床以下が診療所」となるのである.

戦後の「健康手帳」の前身ともいえる「体力手帳」,「母子健康手帳」の前身ともいえる「妊産婦手帳」,中医協の前身ともいえる「診療報酬算定協議会」など,いずれも「戦時下・発」である.ということは,人権と民主主義が骨抜きにされたときには,という緊張感,危機感は常に持ち続けなければならない,ということだろう.

「国民皆保険」という言葉が初めて医学雑誌に登場したのもこの年のことである（図7-18）.この時期の「国民皆保険」は「国民皆兵」と横並びであった.「国民皆兵・アレルギー世代」の多くが世を去った今,人権と民主主義概念に支えられた「新・皆保険論」を展開するべきなのかもしれない.

9. 昭和18年（1943）　あちこちで玉砕──球技廃止,英語禁止,学徒出陣

〇国防競技

昭和18年（1943）になると,戦争色は一段と深まり,敵性語としての英語は禁止され,適性国のスポーツということで一切の球技は禁止され「球」のつく運動部は解散させられ,「国防競技」という銃を背負ったまま城壁をよじ昇るような「競技?」が登場した.

「レコード」は英語禁止で「音盤」となり,図7-19のように,山本元帥の戦死や「アッツ島玉砕」が盛り込まれた.「玉砕」とは,この時期に大本営陸軍部が使い出した「全滅」の美的表現といえるが,実質的な「全滅」を「転進」と表現することもあった.

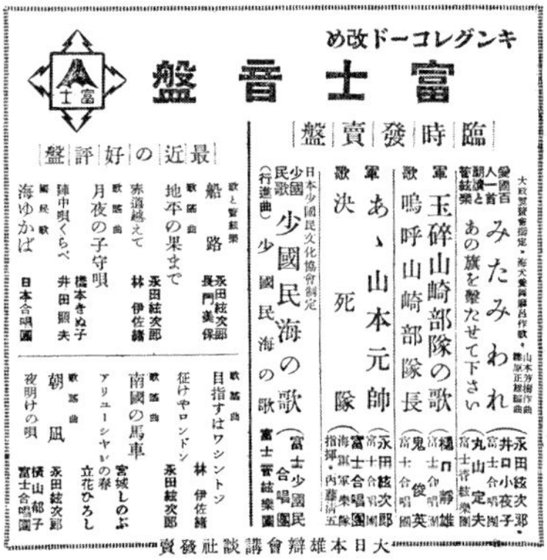

あのころの学校は荒れていた.行き場のない憤懣が渦巻いていたからである.実質的には「暴力教室」であったが,「暴力」を抑え込む「超暴力」によって秩序が保たれていたと言っていい.教師が黒板に字を書いているとパンのかけらを投げたり,たばこを吸って下敷きであおいで煙を散らしたりしていた.雨の日の休み時間には,必ずと言っていいほど「解剖」される犠牲者が出た.リベンジのためにボクシング・ジムに通うものが出て,柔道対ボクシングの対決が出現したりした.

市電の不正乗車は日常茶飯事であった.A君は運転手に追いかけられ,B君は車掌に追いかけられて電車は止まってしまう.その後,C君はゆうゆうと無札で降りるというように.

荒れていたのは中学生だけではなかった.夜の鶴舞公園で強姦の現場に出くわしたこともあった.ぼつぼつ学業半ばにして「予科練」（海軍甲種飛行予科練習生）を志願するものも現れたが,中には教師や配属将校や上級生とのもつれた関係で学校にいたたまれなくなって志願したものもいた.桜通りの両側に並んで,各学校から「予科

図7-19　レコードは「音盤」

練」に入隊する人達を見送ったのは昭和
18年のことであった.

○つかの間の団欒・家族で花札

　この時期, どういうわけか「花札」を覚
えた. 4人に7枚ずつ配り,「手の悪い」
ものは「降り賃」をもらって降りる. 誰も
降りない場合は親から数えて4人目が降り
て3人でやる. 1月から12月まで12種が
4枚ずつで48枚, 配られた7枚が同種の
もの「2・2・3」となっていれば「ハネケ
ン」,「2・2・2・1」となっていれば「クッ
ツキ」,「カス」が6枚で「短冊」が1枚な
らば「短一」など, いろんな「手役」が
あって加算される.

　そのあとは「出来役」をねらっての展開
で麻雀とよく似ているが, 麻雀の場合,
「手」の悪い時は「降りる」しかないが,
「花札」の場合は「フケル」という一発逆
転の満貫級の手があるから麻雀よりも面白
いと言える. 小中学生時代に「いろんな
『正解』がある」ことを教える教育玩具と
してお勧めしたい.

　昭和18年の冬は, コタツの上に座布団
をおき,「家族で花札」を楽しんだ最後の
冬となった.

○そのとき, 医療は

　昭和18年には図7-20のように国民健康
保険施行5周年の記念行事が行われた. ま

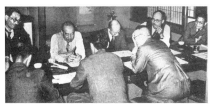

図7-20　国民健康保険実施5周年記念座談会

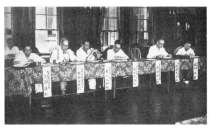

図7-21　厚生省当局者が「街の声」を聴く

た, 限られた範囲ではあったが,「厚生省
が街の声を聞く」という企画が医学雑誌で
なされた (図7-21). 日本医師会は官製に
改組され, 会長は政府の任命制となり, 稲
田竜吉日本医療団総裁が日本医師会長を兼
ねる形となっていた.

　したがって,「厚生省が街の声を聞く」
座談会でも「医師会代表」はお役人であ
り,「保険医代表」が開業医の立場を代表
する形となった. そして,「保険医代表」
は軍需工場の工員が「保険証」と間違えて
「質札」を出した話をした.

10. 昭和19年（1944）　江田島へ―「出雲」から「大和」を見る

○士官とネイビーブルーの選択

　昭和19年（1944）4月から勤労動員が
始まった. 軍需工場の多い名古屋では根こ
そぎの動員であり, 以前のお客様のような
勤労作業と違って11時間労働であった.
私は住友軽金属工場の鋳物工場でジェラル

ミンの粉塵を吸いながら仕上げ工の仕事を
やらされた. そして, 工場の往復には3時
間かかった.

　こんな生活をしていると, 育ち盛りなの
に体重がジリジリ減り始めた. 戦死, 野垂
れ死に, 死は無差別・平等に迫りつつあっ

た．士官で死ぬか，兵隊で死ぬか，カーキ色か，ネイビーブルーか，それとも工場労働で野垂れ死にか，選択肢はそれぐらいしかなかった．私は士官とネイビーブルーを選択した．

軍学校の合格者は憲兵が家庭調査に来るというので，どんなのがやってくるのかと思っていたら，田舎っぽいのがやってきて，ごく形式的なことを聞いて帰っていった．興信所の方がねちっこいな，と思った．後から知ったことだが，当時の海軍兵学校の井上成美校長は私たちの合格者名簿の決定を校長としての最後の仕事として，米内光政に終戦工作のために呼ばれて上京している．井上校長の見識で，当時の日本で海軍兵学校は英語の授業のある唯一の学校であった．

合格通知をもらってからは軍学校入学予定者の特権を生かして，工場動員の方はさぼり，信州を旅行したり，「最後の夏か」などとつぶやきながら蒲郡を訪れたりした．しかし，かつて一緒に遊んだいとこたちは学徒出陣や工場動員などで誰もいなくなっていた．

○呉軍港・暮色

この上は，町内会の「旗振りオバサン」の目をかすめて，スマートに江田島に滑り込もうと考え，10月の初め中国地方の友人を訪ねるという父と一緒に汽車に乗った．糸崎から呉線に乗り換え，吉浦で降りた．吉浦から江田島の小用までは船で渡るが，吉浦の船着き場で父と別れた．

別れるとき，生まれて初めて父に挙手の礼をした．父はちょっと驚いたような顔で答礼してくれた．

船に乗ってからは後を振り返らず，ただ近づいてくる江田島だけを見つめていた．小用から切り通しの道を抜けると，勝海舟の筆になる標札を掲げた校門に到達する

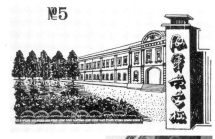

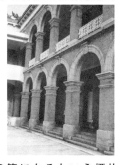

図7-22　勝海舟の筆になるという標札（上）と東生徒館（下）

（図7-22）．しかし，これは裏門だそうで，表門に相当するのは江田島と呼ばれる入り江に面した「表桟橋」である．一定期間のオリエンテーションの後，「海軍生徒ヲ命ズ」の辞令をもらった途端に16歳のチンピラに「下士官の上，準士官の下」という身分が与えられる．陸軍の曹長より偉いのである．下士官の教員よりも身分が上だから，教員にしごかれることはないが，最上級生には完膚なきまでにしごかれる．

一通りしごかれて「生徒」らしくなった時に，新入生用の乗艦実習があった．「出雲」「八雲」「鹿島」の3艦編成で，私は「出雲」に乗り組んだ．乗り組む早々，分隊監事の最上大尉（67期）に叱られた．「舷門番の水兵の不動の姿勢は敬礼に匹敵する．答礼をせんか」と，艦隊は西行して柱島泊地へ．かつては賑やかであったと言われる泊地に艦影はなく，反転して呉軍港に向かった．新入生（3号生徒）の乗艦実

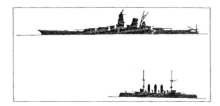

図7-23　呉軍港で「出雲」（下）から「大和」（上）を見る―歴史が凝縮された風景

習は水兵の仕事を覚えることなので，甲板洗い，マスト登りなどをやらされるが，Always on deck（用のない時は常に甲板におれ）と教えられる．甲板におれば，何かと学ぶことがあるから，というわけである．

　そんなわけで，冬の風にさらされながら我慢して甲板に立っていると「『大和』だ『大和』だ」という声が聞こえたので，振り返ると，レイテ沖海戦で傷ついて修理中の「大和」が視野に入った（図7-23）．多くの僚艦を失った「大和」には孤影が漂っていた．やがて，暮色が「大和」を包み，呉市周辺の山腹の家に灯りがともると，「3

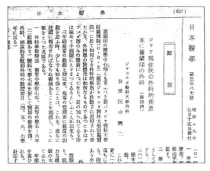

図7-24　「日本医学」終刊号に掲載されたジャカルタ医大教授の論文

号」たちの視線は「大和」から山腹の「灯火」の方へ移っていった．「帰りてえな」と，誰かが呟いた．

○その時，医療は

　昭和19年（1944）ともなれば，紙不足，印刷能力不足で，医学雑誌はあわれな状態になっていた．雑誌「日本医学」の終刊号（1944.7.15）はわずか20頁で，ジャカルタ医大教授の論文が載っている（図7-24）．

11．昭和20年（1945）　軍艦の墓場・そして原爆―無蓋貨車から月を眺める

○盗作？・「山男の歌」

　昭和20年（1945）の元旦には，午前4時に起きて古鷹山に登った．初日の出がどうであったかは覚えていないが，呉軍港を見下ろした引率の1号生徒（74期）が「これが連合艦隊の全勢力だ」といったのにはショックを受けた．「伊勢」「日向」などの航空戦艦のほかにめぼしいものが見当たらなかったからである．前年10月のレイテ沖海戦で連合艦隊は全滅に近い損害を受けるが，その海戦の敗戦投手栗田健男中将が1月15日，海軍兵学校校長に着任した．

　表桟橋の両側に整列して新校長を迎えたが，教官や上級生たちの表情は冷たかった．この頃になると，教官たちの表情に「達観」とも「諦観」とも受け取れるようなものが浮かぶようになった．

　宮島への分隊巡行，地御前（宮島の対岸）への兎狩りなどの伝統行事を悠然とこなしたのは，「諦観」のせいであったのかもしれない．宮島では，女学生の作法室のような畳敷きの部屋に泊まった．夕食後，2号生徒（75期）が「巡航節」を歌った．

戦争への坂道を転げ落ちた10年間／昭和20年（一九四五）

娘さんよく聞け　生徒さんに惚れるな
沖でドンと鳴りゃヨー　若後家よ

戦後，この歌が「山男の歌」に化けたときにはびっくりした．それにしても，滑らかなセーリングの歌をドタ靴行進曲に改ざんしたダーク・ダックスは許せん．

3月19日，呉軍港は猛烈な空襲を受け，江田島でも艦載機の銃撃で3人の戦死者を出した．簡素な葬式の後，白手袋の挙手の中を3人の遺影は通り，校門のところでくるりと回れ右をして，校内に向けて決別の意を込めて高く掲げられた．

3月30日，74期生は少尉候補生となって慌ただしく卒業していった．例年ならばヘンデルの「勇者はいま帰る」の軍楽隊演奏に合わせて，成績優秀者に「恩賜の短剣」が授与されるところだが，この年は国産の曲に変わっていた．しかし演奏はきれいだった．

かつては井上校長の弾くピアノが聞こえてきたと言われる校長官舎の土手のつつじが満開のころ，「大和」が沈んだと聞かされた．重巡「利根」と軽巡「大淀」が相次いで江田島に入ってきて錨を降ろしたのは，そろそろ夏という時期だった．

やがて2隻とも艦載機の攻撃目標にされることになる．いつもより長い空襲警報が解除になって外に出た時には無残な姿に変

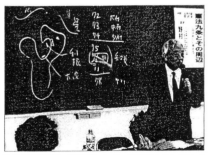

目の前で沈没（着底）した「利根」「大淀」と江田島の関係位置を説明する筆者

図 7-25　呉周辺は「軍艦の墓場」

わっていた（図 7-25 は「九条の会」でのそのあたりの説明）．

○ 8 月 6 日，そして 22 日のヒロシマ

8 月 6 日の朝は通常通りの日課が始まっていた．朝食が済んでベグ（ズックの鞄）に教科書類を入れているときに緑色とも紫色ともつかぬ強烈な光を受け，40 秒ほど経ってから横壁が抜けるような爆風を受けた．

その後，いろいろあって 8 月 22 日，辰野大尉（69 期）から「芋でも食って生きとれ」という最後の訓示を受け，カッターを機動艇に曳航させて宇品港に着いた．ここでショックを受けたのは，頭が焼けただれた陸軍の兵隊が奇妙なうなり声をあげながら広場を徘徊している姿であった．

宇品から広島駅まではトラックで運ばれたが，爆心地からかなり離れた地点での家の壊れ方の印象が強烈だったので，下手な絵を描いてみた（図 7-26）．斜め上から強烈な衝撃を受けた壊れ方である．やがて風景は平準化され赤茶けた瓦礫となる．そして，焼け落ちた広島駅で，「海軍兵学校の生徒さんは○番線の貨物列車にお乗りください」という若い女性のアナウンスを聞いたとき，この廃墟の中に若い女性がいるのかと感銘した．

学校当局が最後の腕力を発揮して用意してくれたのは「無蓋列車」だったので，トンネルの度に苦労した．一晩，月を眺めながら走り，京都で「専用列車」を降り，草津線に乗り換えて両親の疎開先に向かった．

○「お前は何をやっても…」

父とは，呉，吉浦の桟橋以来の再会である．父は玩具のような短剣をカチャカチャさせながら，「お前は何をやってもうまくいかなくて気の毒だ」といった．

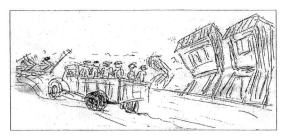

図 7-26　宇品港から広島駅へ　爆心地からやや離れた家の壊れ方

「どん底とどさくさの 10 年間」
昭和 20 年-30 年　焼け跡からの医療史

1. 昭和 20 年（1945）　餓死者 1000 万人説

○戦災トラウマ

　「少年倶楽部」8 月 9 日号（図 7-27）は，敗戦後最初の出版物であったかもしれない．表紙絵は恐らく「国破れて山河あり」の表意であろう．

　1945 年 8 月 22 日，原爆で焼け落ちた広島駅から海軍兵学校が用意してくれた「専用」の無蓋貨車で東へ向かったが，帰るべき名古屋の家が 3 月の大空襲で焼失し，両親が伊賀上野へ疎開したことは承知していた．

　1944 年秋，兵学校へ入校する直前に，親友の丹菊実君に「なるべく長い手紙をく

れよ」と頼んでおいたら，彼は約束を守って実に便箋 11 枚の長文を送ってくれた．何度も読み返したが，その中の「（空襲で）名古屋の風景はすっかり変わってしまいました」というあたりで胸が痛んだ．

　焼かれる前は，何かと部屋を飾ることが好きであった私が，その後一切部屋を飾らなくなり，マイホームを建てても自分の部屋は殺風景に散らかし放題，研究室の方はちょっと触っただけで資料類の「表層雪崩」が起きそうという状態は，「戦災トラウマ」的な「心の荒み」というべきなのかもしれない（図 7-28）．

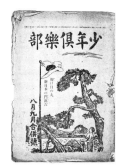

図 7-27　「少年倶楽部」1945 年 8・9 月号

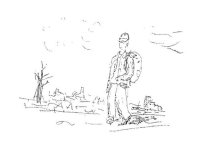

図 7-28　「戦災トラウマ」と「心の荒み」

どん底とどどさくさの10年間／昭和20年（一九四五）

○統計空白時代

この年の9月21日、政府高官が「1000万人餓死するのでは」と他人事のように発言したが、日本中焼け野原で「お役所」も焼けてしまうと、出生届も死亡届も受理されなくなる。それで、1944、45、46年の3年間は「統計空白時代」と言われている。この「空白時代」を持たず、戦中、戦後を連続統計として示した珍しい医療統計が「医薬品価格調（1939-1949）」で、これは医薬分業を目指す占領軍のサムス准将の要求で設置された「臨時診療報酬調査会」（1950）に提出された資料の一部（図7-29）。おおむね局方薬品に限られているが、戦中から戦後にかけてのインフレ率の指標にはなる。つまり昭和14年（1936）に1円であったものは、昭和25年（1950）には234円53銭になったということである。

○ヤミ市と壕舎

このような価格決定にヤミ市が関与したかどうかはわからないが、大阪の「五大ヤミ市」は有名で、織田作之助は「大阪の憂鬱」（「文芸春秋」1946.2.8）で次のように書いている。

「『何でも売ってゐる。』大阪の五つの代表的な闇市場—梅田、天六、鶴嘴、難波、上六の闇市場を歩いてゐる人人の口からもれる言葉は異口同音にこの一言である。」それだけではない。「梅田自由市場」の業者と曽根崎署とが大乱闘を展開し、負傷者は北区大同病院に担ぎ込まれた、などと報じられているから、これも医療史の一齣である。

この年、大阪市市民局は1945年10月現在の「大阪市居住状況」を発表した。それによると、表7-1のようになっている。「壕舎」の「壕」は豪邸の「豪」ではなくて、防空壕の「壕」である。

戦争末期から戦後にかけての時期に、厚生省は栄養失調からくる「むくみ」を「戦時浮腫」と呼び、当時のガリ版文書で次のように説明している。

｜栄養不足ニ基因スル疾病　即チ栄養失調症ノ発現状況ヲ観ルニ戦争末期ヨリ特ニ

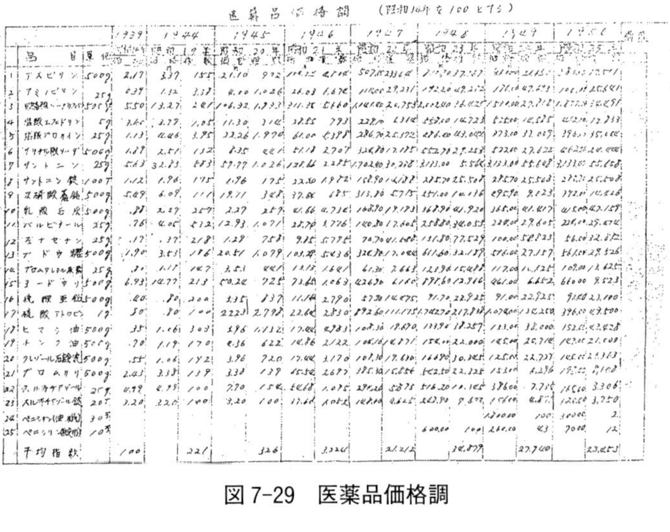

図7-29　医薬品価格調

表7-1　大阪市居住状況（1945年10月現在）

〈区分〉	〈百分比〉
一戸建	45.4
間借	22.2
アパート	1.9
寮	3.5
同居	19.0
壕舎	6.9
集団収容所	0.1
不詳	1.0

（大阪市市民局）

著シキ増加ヲ示シツツアリ　之等栄養失調ニ基ク疾病トシテ認メラレアルハ戦時浮腫，慢性下痢，流行性黄疸ノ三ニシテ戦前ニ見ラレザリシ型ノ疾病ニシテ其ノ原因ニ就キ戦時浮腫ハ食餌中蛋白質ノ不足ニ依ルモノトセラレ慢性下痢ハ主食ニ対スル雑穀混合率ノ増加ニ起因スルト称セラレ此等疾病ノ共通ノ現象トシテ顕著ナル疲労感，活動意欲ノ低下無気力等認メラレル」

　まさに「悪文の標本」のようなもので，文章自体「むくみ」を生じているかのようである.

2. 昭和21年（1946）　空腹と活字への飢え

○『貧乏物語』の著者の死

　1946年の年明け早々，マルクス経済学者で『貧乏物語』（1917）の著者，河上肇の死（1月30日）が報じられた．栄養失調死である.

　私の記憶では，その直前に日刊紙に随筆を書いておられた．入手した里芋に配給のわずかばかりの砂糖と白味噌を入れ，コトコトと煮，「うまし，うまし」と喜ぶ随筆である．それも尽きてしまったのだろうか.

　若き日，「千山万水楼主人」のペンネームで「在来型」の経済学者を撫で斬りにし，『貧乏物語』に前後して「健康法」の本の翻訳も出していた人としては無念な最期であったと察せられる.

　焼け跡，壕舎生活，ヤミ市などを背景に，階級章をはぎ取った軍服を着た復員学徒兵が岩波文庫を読みふける姿，これがこの時期を回想するときに浮かんでくる図柄である．腹も減っていたが，「活字」にも飢えていた．そして「空腹」を忘れるための読書もあり得た時代であった.

○早くも総合雑誌

　「空腹」の方はなかなか充足されなかったが，「活字」への飢え・対策は早く，この年（1946）発行のもので手元にあるものを紹介すれば，次にようになる．「人間」（1946年2月号）（図7-30）には，柳田謙十郎，三枝博音，中野好夫，桑原武夫などが登場し，「饗宴」（2号，1946年6月）（図7-31）では日高六郎，瓜生忠夫が論陣

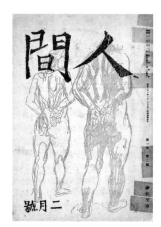

図7-30　「人間」1946年2月号

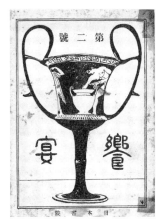

図 7-31　「饗宴　第 2 号」1946 年 6 月号

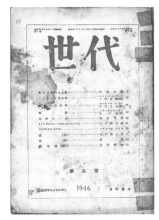

図 7-32　「世代　第 3 号」1946 年 8 月号

を張っている.

　旧制一高生中心の学生総合雑誌「世代」（3 号，1946 年 8 月）（図 7-32）も発行され，この号には吉行淳之介が詩を発表している.

○ほかに「出足早」は？

　「ヤミ市」を戦後社会での「出足早」（であしばや）の 1 番手とすれば，2 番手あたりには出版文化と医療民主化運動が位置づけられるのではないか．図 7-33 のように関西医療民主化同盟・創立総会の日付は昭和 21 年（1946）1 月 22 日となっている．そして，主張の筆頭項目は「国民医療法ノ抜本的改革」となっている．まだ日赤の看護学校では軍医少佐殿が講義していたころの話である.

　医療民主化運動の出足も早かったが，「医師国試」の出足も早く，1946 年 11 月には第 1 回の「国試」が実施され，受験者数 268 名，合格者数 137 名（合格率

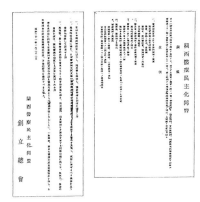

図 7-33　関西医療民主化同盟・創立総会資料

51.1%）という数字が残っている.

　問題はおおらかな論述式で 34 問．その中の第 6 問は「黄疸に就て」だが，この時期の「黄疸」は「症状名」ではなく，病名（診断名）であった．既往歴をたずねられた老人が「若いとき黄疸をやりました」と答えた時，若い医者はどう対応するか.

3. 昭和22年（1947） 社会科学と米，そして生命

○「社会科学」解禁，そして弁証法

日本が戦争に転がり落ちた10年間，「社会」という言葉は禁句になりつつあった．簡単に言えば，「社会主義」という危険思想の一部をなすからであった．

1937年，日本最初の公立の保健婦養成学校「大阪府立社会衛生院」が設立されたが，間もなく「厚生学院」と改称された．日本社会事業協会は1940年に「日本厚生事業協会」に改組された．そんな時代に育った世代が，戦後を迎え「社会科学」という学問が存在すること，「自然」と同様，「社会」においても「科学」が成り立つことを知ったのは新鮮な驚きであった．それで，大学・高等専門学校はもとより，旧制中学にいたるまで「社会科学研究会」が組織され，「社研」と略称され，この言葉は今日の「車検」に匹敵するほど普及した．

1947年の雑誌「書評」には「弁証法と自然科学」という論文が載っているが，物理学者武谷三男は個別科学に対する普遍科学としての「哲学」の科学研究方法論としての有効性を問うことで，旧唯物論研究会のメンバーとの間で論争を巻き起こした．自然科学研究における自然弁証法の有効性から「技術」の概念規定をめぐる問題で論争は展開され，これは後の「医療論」をめぐるディスカッションに少なからぬ影響をもたらした．

明日の米も保障されない時代に展開された高邁な論争であったが，名の通った学者，芸術家は田舎町，すなわち「米どころ」を選んで講演・演奏を行い，「米の現物給付」を受け取っていた．日本国民が一番「敗戦」を実感したのは，粗末な紙に国会議事堂が印刷された新10円札を見た時ではないか．この札を見ただけで，国民の心理は大きく「米本位制」の方に傾いたと思われる．

○医師国試・その後

戦後の農地改革は大きな革命であった．高率小作料（大塚久雄によれば68%）に苦しめられていた小作人が，自らの土地を手に入れることができるようになり，しかも「米本位制」．労働の報酬が地主のものではなく，自分のものになる．この生きがいが戦後復興の起動力になったと思う．

また，「米本位制」であれば，「米どころ」（農村）が文化の中心となる．

紙のお札の講演料や演奏料では人は動かず，湯川秀樹も中谷宇吉郎も滝川幸辰も田舎町で講演し，諏訪根自子も巌本真理も「米どころ」で演奏した．宝塚も組を分けて，米のありそうなところを選んで公演したので，私も田舎町で乙羽信子率いる雪組（の一部）の公演を見ることができた．

この年，1947年，第2回医師国試が施行され，1647人が受験し，1370人（83.2%）が合格した．問題は38問で，

表7-2 医師国試受験者・合格者状況

回数	受験者	合格者	合格率（%）
1	268	137	51.1
2	1,647	1,370	83.2
3	251	151	60.2
4	947	527	55.6
5	1,992	1,241	62.3
6	3,242	2,035	62.8
7	3,038	2,630	86.6
8	7,202	6,667	92.6

（8）下痢を作用起点によって分類し，各々例2種をあげよ

（15）腸チフスの早期診断と類症鑑別について述べよ，など.

なお，混乱期であるだけに医師国試の受験者・合格者数の乱高下ぶりを表7-2に示すことにするが，実施年月日の記載はない.

○心に太陽を

1947年の年初から報告され始めた統計に「DDT生産報告」があるが，DDTは占領軍の公衆衛生政策を象徴するものであった. 日本国民の不潔さは占領政策の障害と言わんばかり，頭からDDTをぶっかけて歩いた.

弊衣破帽の旧制高校性などは浮浪者と間違えられてDDTの洗礼を受けた. しかし，発疹チフス対策として有効であったことはいうまでもない.

大阪では1947年1月に雑誌「労働者之友」（**図7-34**）が創刊され，労働衛生医丸山博（後の阪大教授）は「私の処方箋」を書いている. 診療を受けた少年工に対して処方箋に「心に太陽を持て」と書いて渡す話である. これは時代を象徴する「民主的気合」のようなものであった.

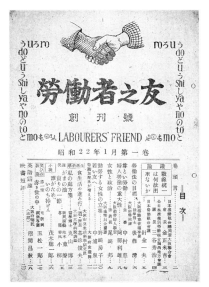

図7-34　「労働者之友」1947年1月創刊号

1946年11月からは「月間出生数」が公表されるようになり，浪速区の人口8,501人で「月間出生数」34人となっている. そろそろ「ベビーブーム序曲」ということだが，これも「民主的気合」というべきなのだろうか.

4. 昭和23年（1948）　インフレ・食糧難・されどお洒落

○インフレやまず

1948年，まだ国民の大多数はインフレと食糧難で苦しんでいた. 当時の年表を見ると，

2月26日　官公吏給与水準2,920円に決まる.

12月2日　新給与基準5,300円に閣議決定

とあるから，年次を代表する統計値が取りにくい. インフレだからという理由で，官公立大学・高専の授業料3倍値上げということになり，これに対する反対運動から，この年に「全学連」が結成された.

東大・三四郎池の上にある山上会議所での結成準備会などにも参加したが，あのころ，何を食べていたのか，特に副食物は何であったかが思い出せない. 主食とその代用食が関心の的であり，副食物どころではなかったのかもしれない.

昭和11年（1936），らい療養所・長島愛

生園で，患者のハンスト事件が起きた時には，副食物は3食ジャガイモであったと言われるが，ジャガイモが「主食」に昇格すると「副食物」はないわけである．

　大阪市の生活扶助基準が4人家族で1,339円，米1升の公定価格が51円42銭，という時代であった．「米1升」は容積単位で重量単位に換算すると約1.5kgとなる．1升は10合で，1合は10勺，戦時中の配給量は1人1日2合3勺から2合1勺まで下がったが，この年の11月，2合7勺まで回復した．しかし，「米食時代」の相場は，育ち盛りの青少年と軍隊の1日4合（明治初期の軍隊は6合）であったから，ほかに食べるもののない時代に，みな空腹を抱えていた．また，前記，生活扶助の4人家族が4合ずつ食べれば「米代」だけで1月に2,400円かかることになる．

○されどお洒落

　いま，この時代を回顧すると，打ちひしがれた男性よりも女性の方が解放感をもって元気に行動していたように思う．「婦人倶楽部」（1948.4月号）（図7-35）には，すでに「春の流行スタイル」が紹介され，

記事としても「実用洋裁講座」や「春の婦人子供服の作り方」などが掲載されている．

　防空頭巾ともんぺ姿からがらりと一変である．ほかに「婦人女学生用スエーター」や「配給のネルで作った赤ちゃん着」で「団塊世代」が育つわけだが，「食べ物」となるとまだまだであり，比較的富裕層を対象としたこの雑誌でも，あまり食欲をそそるメニューは載っていない．

　「春の野に山に　ピクニック料理」では，「ハムずし，芹飯とゆで卵，海苔と塩鮭のお結び，ポテート・サンドウィッチ，鯨肉のガンモドキ」などがあげられている．

○患者同盟機関誌「健康会議」

　食生活の水準はなかなか向上しなかったが，新憲法により国民の権利水準は向上し，この年の3月には「日本国立私立療養所患者同盟（日患同盟）が結成され，その機関誌「健康会議」（図7-36）が創刊された．結核患者が中心であり，結核新薬の輸入やその生活保護法への適用を目指して強力な運動を展開した．

　1950年を境として「結核」が死因順位

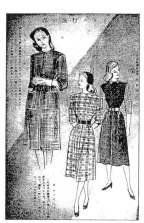

図 7-35　「婦人倶楽部」1948 年 4 月号

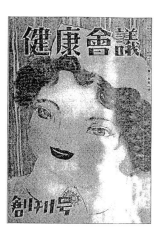

図 7-36　「健康会議創刊号」1948 年 3 月号

首位の座を降りたのは、「結核新薬」の威力によるものであることはいうまでもないが、「適応範囲」を広げたのは患者団体や進歩的結核医たちであった.

ターゲットとしての結核相手に成果を上げた後、「健康会議」は進歩的医療雑誌としてユニークな役割を果たした. やや乱暴な編集であり、原稿料は出なかったが、無名の新人に論文・論説掲載の場を提供した. かく申す私は1965年から「講座医療政策史」を連載して「本」にすることがで

きたし、日野秀逸との共著「医療経済思想の展開」も出すことができた.

いまと違って、「医療政策」という言葉が市民権をもっていない時期に「医療政策史」と印刷された大活字を見た時はうれしかった. 今、こういう雑誌があればもっと若手が育つのに、と思う.

1980年代の逆風の中で、「六文銭」のペンネームでしばらく「時のうごき」を書いたのが雑誌「健康会議」との別れとなった.

5. 昭和24年（1949）　保険診療・結核そして「人頭登録制」志向も

○保険診療、そしてストマイ輸入

戦後、日本を訪れたアメリカの社会保障調査団は、日本国民の74.6%が何らかの公的医療保険に加入しており、医師の約8割が保険医資格を持っていることを知って驚くわけだが、戦後のインフレ、医薬品不足などで、その実質的機能は失われていたと思う.

1949年6月、大阪府保険医協会は「健康保険の危機に当って被保険者諸君に訴える」という声明を発表し、つぎのことなどを要求した.

1. 保険診療報酬支持の政府保証
2. 診療内容低下阻止の為の処置
3. 保険医の身分の保証
4. 保険診療に対する無税原則の採用

そして、このような運動によって健康保険制度は一般会計から繰り入れと積立金の取り崩しによって、危機を回避するのである.

他方、患者同盟の年表にはつぎのように書いてある.

1949.6.　ストレプトマイシン使用上、自費・公費による差別をなくせと厚生省に要求

1949.8.　ストレプトマイシン第2次輸入が実現

1950.1.　ストレプトマイシンの生活保護患者への適用範囲の拡大を要求、ストレプトマイシンの第3次輸入を実現させる

各種公費医療制度以前の生活保護は適用範囲が広く、やがて保険診療にも適用されることになるのである.

○「人頭登録制」志向も

1949年段階で、もう一つの注目すべき動きは、厚生省内で進められた「人頭登録式診療報酬制度」の研究である. 図7-37は1949年12月段階で、次年度予算案を占領軍提出用に和文英訳を試みたものである. Capitation（人頭割り）という日本では使わない言葉が書き込まれている. イギリスのナショナル・ヘルス・サービス（NHS）に触発されたものがアメリカ占領軍に提出されたことになる.

イギリスのNHSシステムは日本の若手厚生省官僚や公衆衛生学者に強い影響をもたらしたが、このCapitation Feeへの対抗概念がfree-for-service（出来高払）であ

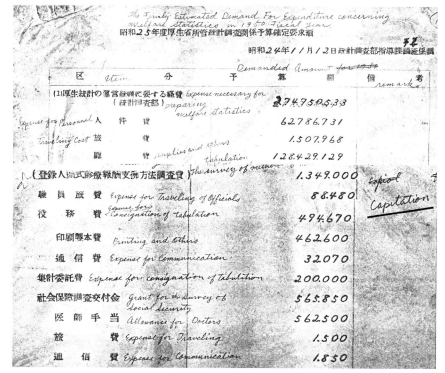

図7-37　占領軍提出用　予算書の和文英訳メモ（一部抜粋）　※下線強調は編集部

り，1951年に日医副会長となり，1957年に会長となった武見太郎の路線とイギリス志向は鋭く対立することになる．

　また，国民皆保険によって増大するであろう受診・受療に対応するためには予防・保健の重視を，と言いながら保健（所）行政を後退させた厚生官僚に対して「アクセスが良く軽症段階でチェックできる開業医中心の医療」（日医）が対置されることになる．

○すでにパージは進行中
　いま，文献的に回顧する1949年と，実際に1949年段階に身を置いた感覚とは随分違うと思う．この時期の私の関心事はストマイでも「人頭割り」でもなく，進歩的教授や学生運動リーダーたちのパージの問題であった．国鉄労働者の大量解雇によって，国鉄の友人たちはちりぢりばらばらになった．大量パージの後の国鉄は乗客サービスのつもりか，列車の発車に合わせて軽快なワルツ曲「別れも楽し」を流すようになった．ちりぢりにされた友人たちの身の上を思い「ふざけやがって」と腹が立ったのが1949年であった．

6. 昭和25年（1950）いかにも占領下，そして朝鮮戦争

○南日本公衆衛生会議

1950年2月23日阪大医学部講堂で「南日本公衆衛生会議」が開催された．図7-38はそのプログラムである．日本側は「西日本」のつもりであったが，占領軍に「日本は南北に長いのだから『南日本』にしなさい」と言われたらしい．厚生省三木公衆衛生局長の挨拶の速記おこしを読むと「西日本」になっている．

サムスに閣下がついているから，大佐から将官に出世したのだろう．DDTを撒き終わり医薬分業を推進した後は，特にお勧めするような公衆衛生システムは持っていなかったと思う．ただ日本には，1938年に全額ロックフェラー財団の寄付でできた「公衆衛生院」と「公衆衛生」という民間団体の雑誌以外に，「公衆衛生」と名の付くものを持っていないという負い目があったから，ご講和を拝聴せざるを得なかったのかもしれない．

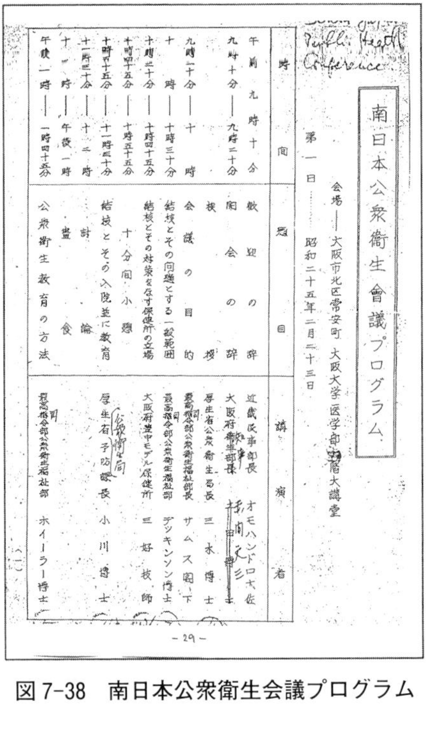
Public Health Conference

南日本公衆衛生會議プログラム

第一日……昭和二十五年二月二十三日

会場――大阪市北区常安町 大阪大学医学部二階大講堂

時間	題目	講演者
午前九時十分	歓迎の辞	近畿民事部長 オモハンドロ大佐
九時十分――九時二十分	開会の辞	大阪府衛生部長
	挨拶	厚生省公衆衛生局長 三木博士
九時二十分――十時	会議の目的	同 最高司令部公衆衛生福祉部長 サムス閣下
十時――十時三十分	結核とその問題とする一般範囲	同 最高司令部公衆衛生福祉部 デッキンソン博士
十時三十分――十時四十五分	結核とその対策をなす保健所の立場	大阪府豊中モデル保健所 三好技師
十時四十五分――十時五十五分	十分間小憩	
十時五十五分――十一時三十分	結核とその入院並に教育	厚生省予防課長 小川博士
十一時三十分――十二時	討論	
十二時――午後一時	昼食	
午後一時――一時四十五分	公衆衛生教育の方法	同 最高司令部公衆衛生福祉部 ホイーラー博士

－29－

図7-38　南日本公衆衛生会議プログラム

たしかに，新憲法第25条には最低限の文化的生活を保障する手段として，「社会福祉」「社会保障」「公衆衛生」の3つがあげられているが，「社会福祉」「社会保障」という言葉は戦前・戦中の日本ではほとんど使われたことがなかった．

そして，「社会保障制度の整備は，国家としての健全性のモノサシである」という反省に立って，社会保障制度審議会に労働者代表なども加えて，制度の充実に向けて歩み始めたときに「朝鮮戦争勃発」（1950.6.25）である．

○朝鮮戦争と看護師

朝鮮戦争時には，九州北部の日赤看護婦に日赤本社から占領軍の命による，と称する召集・動員令がだされ，7割以上の看護婦がこれに応じて従軍するが，その消息は明らかにされていない．通じない言葉，なじみのないシステムで苦労した話は伝えられているが，これをアメリカ看護史から見ると，朝鮮戦争は「オペ場での第1助手」を務めることができるRN（正看）の活躍によって特徴づけられている．「オペ場の第1助手」を務めることができるRN24人で構成するMASH（移動外科手術部隊）が効果的な働きをしたというのである．動員された日赤看護婦はその下働きをやらされたのではないか．

朝鮮戦争勃発に伴う「再軍備」，警察予

備隊（7万5千人）の発足はヨチヨチ歩きの社会保障制度に予算的打撃を与えるが，日本の大企業の多くは「朝鮮戦争特需」によって息を吹き返した．「朝鮮戦争がなければトヨタはつぶれていただろう」と言われるほどである．

○医師の最低生活費研究

しかし，「特需」で潤う大企業，独占企業以外の人たちは軍需インフレに悩まされ，パトカー先導で街路を疾駆する戦車を積んだトレーラーに脅かされたりしていた．

医師たちの生活も横並びのどん底状態で**図7-39**のように，大阪府医師会と大阪保険医協会が大阪府立労働科学研究所に依頼して「医師の最低生活費」の測定をこころみるような有様であった．

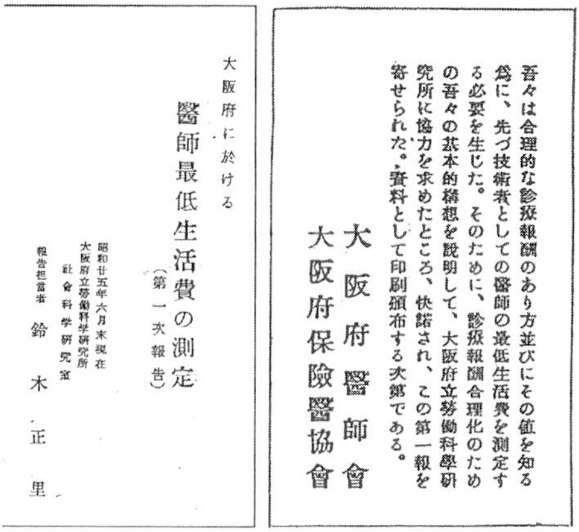

吾々は合理的な診療報酬のあり方並びにその値を知る為に、先づ技術者としての醫師の最低生活費を測定する必要を生じた。そのために、診療報酬合理化のための吾々の基本的構想を説明して、大阪府立勞働科學研究所に協力を求めたところ、快諾され、この第一報を寄せられた。資料として印刷頒布する次第である。

大阪府醫師會
大阪府保險醫協會

大阪府に於ける
醫師最低生活費の測定
（第一次報告）

昭和廿五年六月末現在
大阪府立勞働科学研究所
社會科学研究室
報告担當者　鈴木正里

図7-39　大阪府における医師の最低生活費研究

7．昭和26年（1951）　生・死から「健康」へ

○儲ける人・命を落とす人

1951年4月24日の横浜市桜木町の電車火災事故は，いかにも敗戦国らしい悲惨な事故であった．窓ガラスを叩き割って，米の買い出し部隊やヤミ屋集団が出入りする無法状態をなくすために，ヨコに2本，木の枠をつけた車窓が登場したのだが，老朽化した電車のパンタグラフから燃え広がった火災に対して，木の枠のおかげで脱出できず，106人が焼死した事件である．

他方，朝鮮戦争は国連軍という名の米軍と，人民義勇軍という名の中国軍との戦いとなって激化し，核使用を意図したマッカーサーはトルーマンに罷免された．このような危うさの中でサンフランシスコで講和条約は締結され，いわゆる「日米安保時代」に入るのである．老朽電車の火災で命を落とす人もいれば，朝鮮戦争特需でボロ儲けをする人もいた．

『ある貿易社員の日記』（「毎日情報」1950.11）

8月6日　亜鉛引き鉄板の輸出向け新価格―べらぼうである．先月よりは約50ドルも高い．これではいくら何でも売れまい．

8月7日　驚いた．あの値段で売れてしまったのである．全くウソみたい．

儲ける人，事故で命を落とす人，レッド・パージで職場を追われる人などなど，まだまだ混乱と困窮は続いていた．文科系の学生は，毎日アルバイト先に出勤し，たまに学校に顔を出していたし，理科系の学生は実験用アルコールに番茶で色を付けたり（ウイスキーのつもり）していた．そのころ，女優手塚理美の母親，手塚政江（世代が違いますぞ！）は明大生でありながらアルバイト先の出版社で，本職以上の枢要

表 7-3　エリート・サラリーマンの初任給例(1951)

企業名	初任給(円)
日銀	9,145
倉レ	13,050
京阪神急行	7,930
八幡製鉄	12,000
武田薬品	8,540
高島屋	8,500
岩波書店	11,427
大洋漁業	8,400

な仕事を担当していた．卒業して就職すれば，月給が下がったかもしれないが，1951年のエリート・サラリーマンの初任給は表7-3の通りである．

○医学生たち

　何かと困難な時代ではあったが，いま振り返ってみると，医学生たちがそれぞれに使命感を持って輝いた時代と言えるのではないか．図 7-40 は東北大学医学部の学生

サークルのガリ版機関誌「ステト」で，1951 年 1 月創刊．関係者に確認しなければならないが，少なくとも 6 号ぐらいまでは出されていたと思う．かなり分厚い雑誌で表題は聴診器 1 本で無医村に入り込む気概を示したもの．この時期，東北大だけではなく弘前大も福島医大も，徳島大，岡山大など，続々と医学生主導の機関誌が創刊された．図 7-41 は発行年月日の記載がないが，弘前大学のもの．

　あの時代の医学生たちにとって「休暇」は「フィールド・ワーク」のためにあった．今のように，医師国試のための補習授業のためではなかった．「決められたフレーム」を問題視したのがあのころの医学生，「決められたフレーム」は問題にせずに，「フレームの中での選択肢」を選ぶこと，というよりは「出題者の考える正解を当てる」ゴマスリ精神養成のために休暇をつぶしているわけである．

　サークル活動，学生自治会活動で鍛えられた医学生たちは，やがて「医学生ゼミナール」で経済学者顔負けの「国家独占資本論」などを展開するようになるのであ

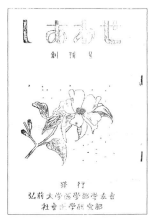

図 7-40　東北大「社会衛生部」機関誌
　　　　「STETO」(1951)（学生サークル
　　　　に「部」をつける慣習があった）

図 7-41　弘前大「社会医学研究部」機関
　　　　誌「しあわせ」

る．「国家独占資本論」と「ゴマスリ」の落差を改めて歴史的に検討する必要がありそうである．

○国民のための保健医療統計

医学生の社会科学的活動にさかのぼれば，大正末期に生まれた東大社会医学研究会に行きつくが，そのリーダー役曽田長宗は，戦後厚生省医務局長となり，進歩的公衆衛生グループ「曽田スクール」を形成した．そして，「曽田スクール」は厚生省統計調査部を足場にして「国民のための保健医療統計」整備につとめた．1951年段階ともなれば各種保険医療統計はかなり整備されていたし，B. S. ラウントリーの貧困研究書も統計調査部の手で翻訳出版された．

他方，レッド・パージで職場を追われた医師たちは，住民の診療所づくり運動や「自由開業医制」に支えられながら新しい可能性に挑戦することになるのである．

8. 昭和27年（1952）　医療統計の整備と啓蒙

○「病人」は？　そして「患者」は？

1952年（昭和27）ともなれば，戦後整備されはじめた医療統計も一区切りということになる．その経過を年表式に示せば次のようになる．

　24年9月1日〜30日　世帯面から見た医療費調査
　25年2月1日〜28日　〃
　25年6月1日〜30日　医療世帯面調査
　26年5月1日〜27年4月30日　国民綜合医療費調査
　24年9月1日〜7日　施設面から見た医療調査
　25年6月4日〜10日　医療施設面調査第一次客体調査
　27年3月5日　〃

「世帯」において「病人」をとらえる『国民健康調査』，医療機関において「患者」をとらえる『患者調査』，さらには総体的な「国民医療費」の把握なども進められるようになった．この場合，「病人」「病的な状態」「傷病状態」を定義づけることが必要になるが，1920年代の半ばに，アメリカ医療費委員会（CCMC）が採用した「広義の労働不能と何らかの受療」によって傷病状態を定義づける方法が援用された．このことについては，占領軍スタッフの中にいた「ニューディーラー」の影響を受けたことを曽田長宗（元厚生省医務局長）から聞いた．

「病的状態」に関するこのような社会科学的な定義は，保健医療統計による国民的啓蒙を目指したものであり，国家権力のための統計から「国民のための統計」へという姿勢がよみとれる．図7-42は映画「統

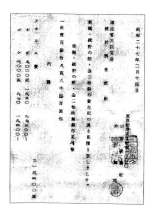

図7-42　啓蒙映画「統計の話」作成の試み

表7-4　大学関連費用

	受験料(円)	入学金(円)	年間授業料(円)
東大	400	400	3,600
早大	1,500	5,000	12,000（文科） 14,000（理科）
慶応	1,500	5,000	20,000
日本医大	3,000	5,000	20,000
日本女子大	1,000	5,000	11,000

計の話」作成の見積書で，当時の金で138万8,400円となっている．

○初任給1万円で素人下宿1万円

　厚生省統計調査部は開明的姿勢を示していたが，生活面では初任給1万円で素人下宿は7,000円と米5升とか，冬期は炭俵1俵380円とか，かれこれ1万円かかる状態であった．大学の受験料，入学金，授業料などは**表7-4**のようであった．

　この時期，「育成型・分担執筆」という感じで，相川春喜・田中実・山崎俊雄・編『発明発見図説』の「生物・医学編」を担当させていただき，400字32枚，9,600円なりをいただいたのは有難かった．当時の物価・賃金水準からみて破格の厚遇であった．

　この年，皇居前で「血のメーデー事件」（**図7-43**）が起こった．編集者の相川さんの高校生の息子は警棒で殴られてケガをし

たが，病院で警察が張っているという噂が流れて受診をやめたというような話をした．「みんな，どうして食っているのか不思議だよ」．相川さんはそんなことを言いながら豪快に笑った．山崎さんは，私を神田の屋台に連れて行き「シマの軟骨」を食わせてくれた．それは「シマ蛇」のことであった．

○戸山ハイツとパチンコ

　陸軍戸山学校の跡地には5階建ての近代的集合住宅が建ち，そのころは「あこがれの住居」であった．1952年を象徴する出来事はこの「戸山ハイツ」とパチンコの登場ではないか．あのころのパチンコは，1つ打っては球の運動に目を合わせ，運命を見届けてから次の球，という打ち方であった．

　「戸山ハイツ」に「パチンコ」，そしてこ

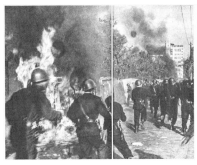
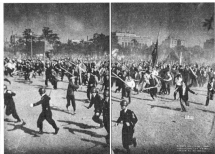

図7-43　皇居前・血のメーデー（「1億人の昭和史」⑥，p8・9,14・15,毎日新聞社,1951）

の年を象徴づけるもう一つの言葉は「公衆衛生のたそがれ」ではなかったか．その後

の公衆衛生は，たそがれっぱなしのように思えるのだが．

9．昭和28年（1953）　平和・人生展望・保健

○リンゴの花とサクラの花

1953年は占領が終わり，朝鮮戦争も休戦となり，結核の死因数は5位に下がり，という年であった．この年，テレビ放送（放映）が始まるが，放送終了時には薔薇の花のマークが映されシャンソンの「ムーラン・ルージュの歌」が流された．

フランスからはシャンソン歌手イベット・ジローが来日して人生の歌を歌った．ローマ字で書かれた日本語訳のHを発音しないので，「リンゴのHana（アナ：花）とサクラのHana（アナ：花）は…」と歌った．

そして，「二人はやがて歌う　揺り篭を中に　リンゴとサクラの歌　歌うよ」と結ぶ人生を展望する歌であった．

同じくジローの持ち歌であった「谷間に

3つの鐘が鳴る」というシャンソンは1番が「ジミー・ブラウン」の誕生を祝う鐘，2番がその結婚を祝う鐘，3番がその死を弔う鐘という構成であった．

○人生展望と健康

ようやく人生全体を展望しうる平和な時代となった．そして，人生展望の中で健康や医療の持つ重要性が自覚される時代となった．この年，全日本民医連が結成されるが，後にその会長となる高橋実は「岩手の保健」（1953.11）に図7-44のような対談を載せている．雑誌「岩手の保健」が日本の医療運動・社会保障運動において占める位置づけについては「新・国保読本」（図7-45）で取り上げたので省略するが，国保直営診療所と開業保険医との関係については改めて検討する必要がありそうである．

「岩手の保健」は人間がよりよく生きていくために必要な1次産業（農林産業）と

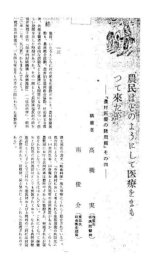

図7-44　高橋実氏の対談
（「岩手の保健」No,32.1953.11）

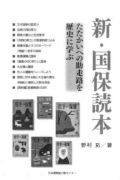

図7-45　『新・国保読本』（2014）

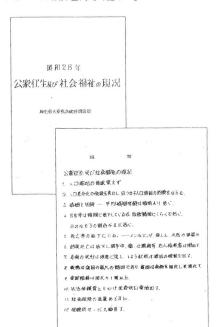

図 7-46　『昭和 28 年・公衆衛生及び社会福祉の現況』（昭和 28 年 12 月 15 日作成）上：表紙，下：目次

1 次医療との結びつきについての問題提起であったが，この時期には厚生省も進歩的に国民生活全体をとらえる姿勢を持ってい

た．例えば，ガリ版資料『昭和 28 年・公衆衛生及び社会福祉の現況』（図 7-46）は 12 章立てで，「8 章　病気は貧困の最大の誘因であり，貧困は病気を固定化し長期化す」，「9 章　貧困階層は国民の 1 割以上」，というような構成になっていた．

○厚生省の図書目録

前述の医学生たちの「情熱のガリ版機関誌」，今回の「ガリ版報告書」とならんで，これまた情熱的なのが戦災を免れた厚生省の図書目録「厚生省大臣官房調査室・蔵書目録」（1953 年段階）であり，劣化が進んでいるが 155 頁の大作である．

この目録には，
・林俊一：農村の保健衛生（1948）
・ILO：世界諸国における農民の社会制度（1951），も載っていれば，
・全医労：医療白書（1951）
・全医労：岩手県立病院の実情（1951）
・全医労：国立病院地方移譲問題資料（1952）
・全医労：新潟県立病院の実態（1952），も載っていた．

あらためてトレースすべき貴重な資料である．

10. 昭和 29 年（1954）　厚生省がましだったころ

○最初で最後の所得階層別有病者統計

1954 年は何かと事故の多い年であった．農薬（パラチオン）散布で 300 人以上死んだ．農薬の恐ろしさが認識されず，夏の盛りに裸で散布したりしたからである．

秋の行楽シーズンには，青函連絡船洞爺丸が沈没し，1,011 人が犠牲となった．相模湖では船の転覆で麻布中学生 22 名が溺死した．

戦時中，軍需工場の徹夜作業に使われた

「ヒロポン」が流れ出し各地でヒロポン中毒を引き起こした．そしてこの年の 3 月 1 日，ビキニ環礁で水爆実験が行われ，第五福竜丸が被爆し，無線長の久保山愛吉氏が 9 月 23 日亡くなった．残念がる熊取主治医（国立東京第一病院）の写真を見て，三兄が旧制静岡高校時代，同じ下宿だった熊取さんを思い出した．

造船疑獄などで政局は揺れていたが，厚生省はいい仕事をしていたと思う．「結核

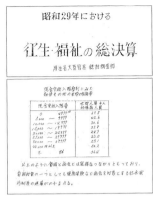

図 7-47 　『昭和 29 年における衛生・福祉の総決算』

実態調査」の結果を発表し，290 万を超える推定患者数を公表した．また，『昭和 29 年における衛生・福祉の総決算』（図 7-47）というガリ版文章の中で「所得階層別の有病率」（表 7-5）を公表した．
その後，1956 年（昭和 31）から『厚生白書』が出されるようになり，「有病率」が

表 7-5　社会階層別有病率
現金実収入階層別にみた勤労その他の世帯の有病率

現金実収入階層	世帯人員千人対傷病人員
0 ～ 4,999円	67.5
5,000 ～ 9,999	42.6
10,000 ～ 14,999	30.6
15,000 ～ 19,999	25.8
20,000 ～ 24,999	24.9
25,000 ～ 29,999	23.0
30,000 ～ 39,999	25.1
40,000 円以上	20.2
不　　詳	56.4

以上のように貧困とは病気と密接なつながりをもっており，貧困対策の一つとしても健康保険など病気を対象とする社会保障制度の進展がのぞまれる．

掲載されるようになるが，「所得階層別」の統計は後にも先にもこれだけである．「結核実態調査」もこのときだけであり，厚生省が統計調査部中心に進歩性をもっていた時の産物と言える．

○自治体も健康雑誌「信濃衛生」

厚生省だけでなく，地方自治体も「健康雑誌」を出して住民の啓蒙に努めていた．例えば，長野県衛生部は月刊で「信濃衛生」（図 7-48）という保健啓蒙雑誌を出していた．なかなか開けた雑誌で，中を見ると「芸者ワルツ」という記事が載っている．これは，朝鮮戦争特需成り金のお座敷遊びが生んだ歌といえるが，社会経済史的には「朝鮮戦争特需による独占資本の復活・強化の時期」とされている．

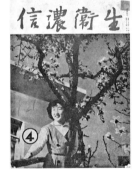

図 7-48 　『信濃衛生』

○医師も患者も座り込み

そして，再軍備も進行し，この年，防衛庁がスタートしている．そのしわ寄せが社会保障に及ぶので，「生活と健康を守る全国連絡会議」が結成されたり，労働組合も保険医も社会保障のレベルダウン反対運動を起こし，厚生省前は「座り込み銀座」のようになった．この状況について厚生省外郭団体発行の雑誌「厚生」（図 7-49，

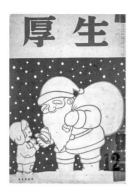

図 7-49　『厚生』

1954.12 月号）の年度総括記事は次のように書いてある.

「6 月の後半は，お医者さんと睨み合いのうちに終わってしまった．この座り込みはあくまで 7 月 1 日からの点数引き下げの延期と 1 点単価の引き上げを狙ったものであるが，これを利用して，療養所の入退所基準を要求しての日患同盟や看護基準に反対する全国看護労組などがゴッチャになって座り込み…」

こんな状況の中で，やや違った次元の問題として医薬分業法が武見太郎日医副会長によって骨抜きにされた形で成立する．そして，やがて日医会長になった武見太郎は「単価引き上げ要求」をする保険医を「単価乞食」と罵倒するようになる.

11. 昭和 30 年（1955）　もはや戦後ではない？

〇ある達成―「社会保障の星」

1955 年の出来事で医療史上，社会保障史上特筆すべきは，岩手県における「旧国民健康保険法」（1938）に新憲法の精神を導入して達成した「県民 100％国保加入」である．このことをあえて「県民皆保険」と言わなかったのは，「皆保険」のルーツが戦時下，1942 年の「国民医療法」に由来する「国民皆兵」と横並びの言葉「国民皆保険」だからである．特に「東北地方は良兵産出地帯」などと言われ戦力供給源とされていた.

一家の働き手をタダで国に召し上げられる制度と横並びにされたくはなかったのだろう．それで，雑誌「岩手の保健」の「県民 100％国保加入・記念号」には「社会保障の星」（**図 7-50**）という素晴らしい名前を付けた.

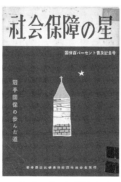

図 7-50　岩手国保連『社会保障の星』（1955）

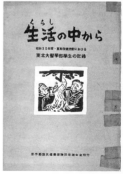

図 7-51　東北大医学部学生の記録・『生活の中から』（1955）

また，岩手国保連は医学生たちの社会調査活動を支援し，**図 7-51** のような報告書を出しているが，これは「使命感を持った医師の養成」を志向したものといえよう．

○「全額自費」の統計

この時期，全国統計では**図 7-52** のように「全額自費」が多かった．しかも，この統計は受診できた人たちを対象にした氷山の「海面上」だけの統計であった．

社会保障，医療保障の運動を考える場合

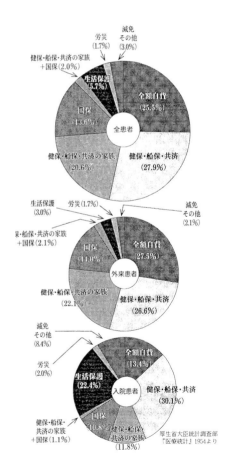

図 7-52　入院・外来別にみた治療費支払方法別患者数

には，国民の消費生活を「個人消費」と「共同消費」とに分けて考える必要がある．つまり，個人の裁量で行われる日常的な買い物としての「個人消費」のほかに，個人では購入困難な「教育，医療，上水道」などの「共同消費」部分があり，共同消費手段（社会的生活手段）を共有しなければ消費生活は完結しないわけである．だから，住民共同の生活手段を住民共同の努力でというのが前述の岩手県のケースであった．

他方，企業（資本）は個人消費を市場にしての成長を目指す．そして，公的にカバーするべきではないか，と考えられる分野まで市場化を試みる．この年に起こった森永ヒ素ミルク中毒事件は，乳児保育の市場化を象徴する事件であり，6 月から 10 月にかけて，21 府県にまたがって，12,344 名の被害者を出し，130 名が死亡した．

○戦後は終わったのか？

日本は経済統計上の戦前基準年（1935）から戦争への坂道を 10 年かけて転げ落ち，奈落を経験した．それからまた 10 年かけて奈落からはいあがったのが 1955 年．では 1955 年の「くらし」は 1935 年と比べてどうなのか．すでに鉱工業生産水準は戦前基準年を上回っていたそうだが，比較的恵まれた家庭で小学校 2 年生の生活（1935）と食うや食わずの単身者（1955）の生活を比べれば，戦前の方がよかった，ということになるだろう．

では，医療はどうか．これも親の金で医者にかかった戦前と自前の戦後とは比較できない．医者代がどれほど痛かったか親に聞けば，戦前と戦後の比較が成り立つのだが．

この年，ジェームス・ディーン主演の映画「エデンの東」がバカ人気であった．激しく揺れ動く若者の心のフレクシビリ

ティーと田舎っぽい主題歌，都市と農村，公共性と市場原理，戦前と戦後，もろもろの交差がみられたのが 1955 年である．「ど

ん底とドサクサの 10 年」は「奈落」から「ドサクサ交差点」までの 10 年であった．

8. うたおう「人生のアリア」を

1) 豊かな記憶と生きた言葉で「人生のアリア」をうたおう

　カラオケが登場したとき，大福帳のような「歌詞集」を見ながら，「出遅れ，字余り」にならないようにうたう緊張感が面白かったが，じきにバカらしくなった．「始めに伴奏ありき」で，うまく合わせたら高い点数が出るというのでは，ゴマすり人間のセンター入試ではないか．おまけに「ゴマすり人間の自己陶酔顔」に拍手を送るお付き合いまでやらされたのではたまらない．

　カラオケではなくアカペラ・ハミングで，場合によっていろんなメドレーを考えてみたらどうか．朝，気合を入れて起きるための2分間のメドレーには「ヘイ・ジュード」にシャンソンの「そしていまは」をくっつけたもの．

「ヘイ・ジュード　良く聞け　人生は計算じゃないぞ」

　パーティ用に「春夏秋冬から忘年会まで入れて3分間のメドレー」などいかが．

春はスペインの「花祭り」

ぬるんだ水に　花びらが浮かぶ

小川の流れ　ささやく春の日

そして夏，夏は「ラ・メール」

ラ・メール　夏の海の青さよ

そして秋，秋は「枯葉」

落ち果てて　過ぎた日の　色褪せた恋の歌を

やがて木枯らしが吹いて忘年会シーズン

「あなたの好きな人と踊ってらしていいわ」

そして冬，冬はシューベルトの『冬の旅』から「菩提樹」．最後はクラシックで締める．

　これまでの学習で作り上げた「情報ドーム」を眺めながら「アカペラ・ハミング」でいろんな「メドレー」を作ってみる．これが「人生のアリア」である．

第2章では「好きな歌」「覚えている歌」100曲を挙げ，35曲にコメントを入れ，5曲に小文をつけ，1曲を起点とした思考の展開例を示した．次は「別離」「回想」

など，人生のテーマに即した形で，これまで取り上げなかった歌を取り上げてみよう．まず「別離」でああある．

2）別　　離

(16. デコ坊よ，帰ろうか)

意味不明の歌だが，甲府時代（1933-36），近所に住んでいた活弁（活動写真の弁士）がうたっていた．

イチ，ニとサン，鎌倉の　チンガラ法華経の本願寺

デコ坊よ帰ろうか　もうかれこれ3時だよ

渥美清によれば，戦争末期に厚木基地の特攻隊員たちがうたっていたという．帰るに帰れない人達がうたう「デコ坊よ　帰ろうか」だったのだろう．

(93. 思い出のグリーングラス)

心に別離を刻んで汽車を乗り降りした駅が3つある．東海道線・蒲郡駅，中央線・鶴舞駅，関西線・伊賀上野駅である．

汽車から降りたら　小さな駅で…

「The old hometown look the same」と英語で入るのもいい．

昔と変わらぬわが家の姿　庭にそびえる樫の木よ

子どものころに登った　枝もそのままに

樫の木のそびえるような家には住めなかったが．

(35. ホノルルの月)

戦時中，ひと夏を蒲郡で遊んだ従兄弟たちの「お別れ歌」

ホノルルの月は白く冴えて　濱を誘う

うるわしの汝（な）が姿　はるけき国にあれど

思いはつのるよ　夢に見し　君が姿よ

いつの日またあい見ん　なつかしホノルル・ムーン

一緒に遊んでくれた若き叔父，嶋崎重和は真珠湾攻撃の第2派の総指揮官．「ホノルルの月」は戦後一度だけ，布施（東大阪市）のパチンコ屋で聞いたから，歌としては生き残ったようだが，叔父は比島から帰って来なかった．

3）回　　　想

100 年以上前，吉井勇の作詞で紹介された「さかのぼる回想のゴール」のような歌

　　いのち短し　恋せよ少女（おとめ）

　　朱き唇　褪せぬ間に　熱き血潮の　冷えぬ間に

　　明日の月日の　ないものを

　いのちと恋を結び付けたのが大正デモクラシーなのかもしれない．昭和の戦後には太宰治の「恋と革命」が流行った．Love and Rebo．語呂がよかったからか．

　しかし，戦後世代が「ゴンドラの唄」を知ったのは，黒沢映画「生きる」で，志村喬が夜の公園のブランコで，つぶやくようにうたった歌だからだろう．

　「帰らざる河」のモンローが一番良かった，と先輩は言う．River of no return も，Love is Traveller も泣かせる殺し文句．

　No Return Bulb．英国海軍士官が発明したウィスキーの瓶にかぶせるバルブ．これがないと，水兵に飲まれて水で割られてしまう．ウィスキーは出ても「水」が入らないので，No Return Bulb．

　日英交歓パーティーに一升瓶を持参した日本の海軍士官に対して，あちらの士官は「そんなもので大丈夫か」と心配してくれた，という．あちらでは，たちまち飲まれて，水で割られて「金魚酒」にされてしまうそうな．

　「これがロッホ，これもロッホ」と，マレーシア・サラワク州の公衆衛生医夫人は故郷，スコットランドの湖沼群の写真を見せてなつかしがった．そして，「帰りたい」とつぶやいた．

　スコットランド民謡「アフトンの流れ」を初めて聞いたとき，ドイツ民謡かと思ったらスコットランド民謡であった．loch を「ロッホ」と発音するのもドイツ語的である．しかし，譜面で覚えた「ロッホ・ローモンド」とスコットランドの樵が歌う「ロッホ・ローモンド」とは随分違うような気がする．樵が歌う「ロッホ・

ローモンド」は「刈り干し切り唄」に似ているように思えたが.

　その後,「スコットランド夫人」からは,故国に戻ることができたという,簡単な手紙をもらった.

4) 郷　　愁

（32. 久しき昔）

　Long, long ago には,文語体の訳がついていた.「語れ　めでしまこごころ　久しき昔の　うたえ　ゆかし調べを　久しき昔の」

　中学生のころはわけが分からなかったが,今聞いてみると,なかなか雅な訳である.しかし,この歌も敵性語ということで,音楽の教科書は「雲白き夏の来て」という歌詞に変わっていた.歌詞は変わっても,夏の入道雲に変わりはなく,夏の遊びを予感してわくわくした.

（58. ミラボー橋）

　　思い出みな流れゆく　ミラボー橋

　鳥取医療生協労働組合結成 25 周年記念パーティーで,「うたごえ」運動の男性歌手,女性歌手各 1 名と,当時,名の売れたポップス・ピアニストを呼んだ.午前中は私の講演で,午後はコンサートである.それならば,午前中の講演は軽く流して,午後の部で頑張ろう.一流のポップス・ピアニストの伴奏で歌がうたえる機会など,二度とないだろうから.

「あの『ミラボー橋』を二つほど下げて弾いていただけますか」

「これでいいですか」

「結構です.…ミラボー橋にセーヌは流れ…」

　詩はアポリネールで,アポリネールの彼女がローランサンで,という連鎖思考もお忘れなく.

　　肩を並べ幸せな　若い 2 人

　　橋に立ちて　苦しかりし　過ぎし日の夢は

　　セーヌの流れに　捨てゆく

82. 峠の我が家

　頭の方を少し自己流に変えてうたったら，ベテランのギタリストは「もう１回，頭から」と要求し，私が変えたように伴奏も変えた．さすがプロ．

　近鉄特急のチャイム，「難波」は「アニー・ローリー」,「大和八木」は「スワニー川」,そして「名張」は「峠の我が家」.

5) 挽　　歌

53. 北帰行

　旧制旅順高校の挽歌である．昭和 15 年（1940）に創立された最後の旧制高校，旅順高校の寮歌としてうたわれた歌．今日では何でもないラブ・アフェアのために学校を追われ，奉天（瀋陽）の実家に帰るという歌．

　「窓は夜露に濡れて」―満鉄の「あじあ号」は，当時，唯一の「窓の開かない汽車」であったが….

　何をかいわんや，という憮然とした気分でぶっきらぼうにうたうべき歌．春日八郎が妙なコブシをつけてチャラチャラうたう歌ではない．憮然たる気持ちのとき，ひとりでに出てくる歌である．

55. カミニート

　タンゴには，向かい合ったまま横に開く「プロムナード」というステップがある．客船の「プロムナード・デッキ」は一等船客の専有エリアだが，タンゴの「プロムナード・ステップ」なら貧乏人でも踏める．ちょっと横道へ…，というステップである．

　横道は「小径」であり,「小径」は「カミニート（camino は「道」であり，ito がつくと「小」の意味が付く）」である．

　白き花　こぼれ咲きて　細き道に匂う
　花のいまは散れど　夢のいまも消えず

　「早川新平とオルケスタ・ティピカ東京」の伴奏で藤沢（澤）嵐子さんは「カミニート」を歌った．独特のリズムづくりをする楽器，バンドネオンをやってみたいなと思ったが，ボタンの数が 71 あって，配列は不規則と聞いて，恐れをなしてやめた．

　昭和19年（1944）に東京音楽学校（いまの芸大）に入り，軍事教練で鉄砲を担がされて中退した嵐子さんは，タンゴに夢を託したのだろう．おそらく，女学生時代に『森の小径（1940）』の「ほろほろこぼれる　白い花を　受けて泣いていた愛らしいあなたよ」を聞いたことだろう．「白い花・名花一輪」である．

70.　風に吹かれて

　日本語で歌うなら，宇崎竜童がぶっきらぼうに歌うのがいい．この歌が，よろめきドラマ『金曜日の妻たち』のテーマに使われたときには，何をやってるんだという気がしたが，第3シリーズから「恋に落ちて」（Falling Love）に変わった．

　国立病院統廃合問題にかかわる現地調査で青森八戸市に行ったとき，カラオケ・バーでこの歌を歌ったら，店始まって以来，初めてだと言われた．「もしも　願いがかなうなら」に始まるこの歌，やり直しのきかない人生を歩む人たちへの挽歌か．

6）悔恨，そして終末

　人は「かくかくしかじかであった過去」を背負って生きるが，同時に「あってはしかった過去」も住みついており，その落差が悔恨である．「悔恨」を音楽的に表現したものとしては，すでに取り上げたが，「98.　カヴァレリア・ルスチカーナ」の間奏曲で，聞いただけでも涙ぐむ女性もいる．サボテン畑の決闘で命を落とした若者の死を弔って村人が教会に集まるシーンで流される間奏曲．

　「あった人生」と「あってほしかった人生」との落差を感じさせる．音楽的感受性のある女の子は聞いただけでも涙ぐむ．ただし，弦の重なりで泣かせる曲で，ピアノの主旋律を弾いただけではダメ．

　悔恨を重ねて，やがて「終末」ということになるが….

99.　アヴェ・ヴェルム・コルプス

　イエス・キリストの生誕を祝う曲でありながら，なにか死を予感させる透明感のある悲しみが感ぜられる．モーツァルト，死の半年前の作品で，途中3回転調して元にもどるので，ハミングで辿れば認知症のテストになるだろう．そして，やがて「死」．フォスターの最後の作品「100.　The Beautiful Dreamer」は「忙しいいばら

の冠」である人生を「めげない美学」で美しく歌い上げたもの．

7）苦しかりし日々

45. 兵学校三勇士

江田島出身者が苦しい時につぶやくようにうたう歌．「寒風肌さす古鷹おろし…」「雨の降る日も風吹く夜も…」

いずれもカッター訓練の辛さをうたったもの．

43. 巡航節

　　カッターは出て行く　湾口の一本松　指して行く手はヨー　宮島よ

　　今日も天測見上げる空によ　泣いたあの夜のヨー　星が飛ぶよ

　　巡検過ぎれば昨夜の続きよ　夢の中ではヨー　俺一人よ

司馬遼太郎が『坂の上の雲』の映画化，テレビ化を拒否していたのは海軍ものの時代考証はできないだろうということと，日本の男優に「海軍士官のスマートネス」は演じられないからだと思う．司馬は「江田島・海軍兵学校」はイギリスのダートマス海軍兵学校をモデルにしたものではなく，「パブリック・スクール」をモデルにしたものと主張し，わが同期生（76 期生）たちも，この主張におおむね賛成である．

わが 76 期生のクラス会が高齢化のために解散するときに出した「最後の文集」に，「ジェントルマン教育に感謝」と書いたものもいるし，私は「スマートで　目先が効いて几帳面　負けじ魂　これぞ船乗り」というスローガンの中に漠然と「近代」を感じた，と書いた．

ここでの「スマートさ」とは，さりげなく仕事をやってのけること，肩肘張って「やってます」と宣伝するのは最も「反スマート」ということ．そしてスマートさを支える両輪が「航海術」（見当のつけ方）と「運用術」（ことの運び方）である．

「天測」は航海術の ABC で，「運用術」の ABC は「もやい結び」にはじまる「目的に応じたロープの使い方」から始まる．

8）人生における基礎教育の大切さ

振り返ってみると，生まれてから 18 歳あたりまでの人生の基礎教育の大切さが

わかる．小学校低学年時代の「生活の綴り方」教育，小学校高学年での譜面の読み方教育，いずれも現在に生かされている．そして，野蛮な「神がかり教育」が支配した戦争中に，「近代の片鱗」を知ることができた「江田島」にいたことは幸運というべきかもしれない．

16 歳から 17 歳にかけて英国パブリック・スクールにならった教育を受けたことは，この年になると一種の知的財産のように思える．勝海舟が表札を書いた校門をくぐり，ネルソンの遺髪が保管された「教育参考館」で教育を受けた．

徳川幕府がオランダに発注した軍艦「ヤーパン」は「咸臨丸」と名前を改め，ペリー来航からわずか 3 年後に勝海舟の操船によって渡米している．

また，「ヤーパン」に乗って来日した海軍 2 等軍医ポンペは，日本の医学教育に大きな功績を残した．そして，わずか 70 年で世界のトップクラスの海軍に成長して「賢さ」の見本を示し，そして，後世のために「愚劣さ」の見本も示して全滅した．

（44. 特攻節）

　燃料片道　涙で積んで　行くぞ琉球　死出の旅

この歌は「白頭山節」の替え歌としてうたわれたようである．

9）うたおう「人生のアリア」を

アリアは「詠唱」であり，人生の叙事詩・叙情詩である．あるいは「先世代からの学び」であり，「次世代へのメッセージ」であるかもしれない．

戦争が終わったとき，戦争が終わったことをしみじみ感じさせてくれたのはグリークの「ソルヴェイグの歌」であった．疎開先の田舎町の女学校の講堂で，最後の高音部を上手にころがしたソプラノ歌手の歌を聞いたとき，空しく時を過ごした痛恨の念にかられた．若者たちが空しく時を過ごす，もうこんなことがあってはならない，というメッセージが，私にとっての「人生のアリア」である．

同時にこれは，年をとってからも「空しく時を過ごすべきではない」というメッセージでもある．

このように歌（音楽）を連鎖キーに使いながら世界史を縦横に走り回るのがジェ

ネラリストの「人生のアリア」である．しょぼいタテ割り教育からは得られない「縦横無尽学」を，「ジェネラリストのアリア」を口ずさみながら書き綴るのが「最晩年」（90 −）の仕事だと私は考えている．

　歌は「人生のアリア」がいい　もの書きはあっさりと叙情的がいい
　エッセーはしみじみと書くがいい（八代亜紀風に）
　しみじみ飲めばしみじみと　思い出だけが行きすぎる
　ポロリと涙がこぼれたら　うたい出すのさ舟歌を
　沖のカモメと兵学校の生徒は　若いさかりをネ　波の上　ダンチョネ
　（巡航節から）
　今日も天測　見上げる空によ　泣いたあの夜のヨー　星が飛ぶよ
　巡検終われば　昨夜の続きよ　夢のなかではヨー　俺一人よ
　（坂の上の雲から）
　凛として旅立つ　一朶の雲を見つめて

　そのときの気分で，「雲を見つめて」で終わってもいいし，その後に「ケ・セラ・セラ」をくっつけてもいい．要するにいい加減な老人なのだが，「いい加減」は「いい湯だな」の「いい」でもある．

あとがきに代えて：
BASIC TEXT + Further Letter Learning

2020年3月，三重県知事の遠出自粛要請に応じる形で「お籠もり学習」で「本」を1冊まとめようと思い，『医療・福祉職の生涯学習－うたおう「人生のアリア」を』を脱稿した．もう少し若ければ，「お籠もり・通信講座」でも始めたかもしれない．

1979年2月に始めた『保健医療経済学・教程』の「手書きテキスト」が出てきた（**図3**）．また，その概要は下記のとおりである．

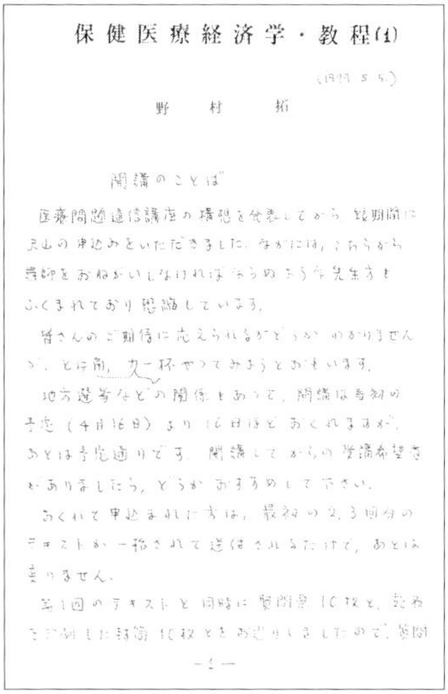
保健医療経済学・教程(1)

(1979.5.5)

野村　拓

開講のことば

医療問題通信講座の構想を発表してから，短期間に沢山の申込みをいただきました．なかには，これから講師をおねがいしなければならぬような先生方もふくまれており恐縮しています．

皆さんのご期待に応えられるかどうかわかりませんが，とに角，力一杯やってみようとおもいます．

地方選挙などの関係もあって，開講は当初の予定（4月16日）より16日ほどおくれますが，あとは予定通りです．開講してからの受講希望者がありましたら，どうかおすすめして下さい．

おくれて申込まれた方は，最初の2,3回分のテキストが一括されて送付されるだけで，あとは変りません．

第1回のテキストと同時に質問票10枚と，記名された封筒10枚とをお送りしましたので，質問

－1－

図3　手書きテキストと通信講座の概要

開講のことば

1. オリエンテーション
   1. 医系学生と医療問題
      (1)　医学教育における医療問題
         1）医学概論
            〈54年度　医学序説1　スケジュール〉
            〈54年度　医学序説2　スケジュール〉
         2）衛生学・公衆衛生学
      (2) 看護教育における医療問題
         1）社会福祉
         2）衛生法規
      (3) 保健婦教育における医療問題—保健医療の社会科学
      (4) 医系学生と医療問題
   2.　医療史，医療論
   1.　人類史，世界史の中に保健医療を位置づける試み….

   以下（略）

そして，この年の夏，名張市赤目で「スクーリング」を行った．これが「夏合宿」の始まりといえる．まだワープロはなかったが，よくまあ手書きで，という感じもする．

その後，情報機器の導入によって「眼」と「集中力」は低下し，「記憶量」の貧

弱な人間が増えたように思う．コロナ「お籠もり」を契機に，勉強の方も原点復帰
を考えてみては．Go to travel ではなく，「帰りなんいざ」である．

　手紙を書くべきところをメールですます人間は「その分だけ頭が劣化した」と考
えるべきである．このあたりが，「要介護・あの世型」と「93歳で裸眼視力が
1.0・この世型」との違いではないか…，などといっておれるのもそう長くはない
が．

　それはともかく，「裸眼視力」と「集中力」を維持したまま，一応「本」をまと
めることができた．しかし，私の見るところ「お籠もり」は当分，周期的に続きそ
うであり，それゆえに「お籠もり学習」にもさらなる工夫が求められることになる
のではないか．例えば，この本『医療・福祉職の生涯学習』を「BASIC TEXT」
として「Further Letter Learning」を考え，「その人」にあった「補強資料」をレ
タリングすることである．

　「若い人」相手なら，もう少しハイレベルの「ホラの吹き方」を伝授したり，前
のめりにスマホを眺めすぎて腰が曲がらないように，背筋を伸ばして「洋書パラパ
ラ読み」の極意の究め方を工夫することを教えてやらなければならない．そして，
何よりも「「自前の情報空間」をもち，必要に応じた「情報フラッシュ能力」を身
につけることを教えてやらなければならない．「頭のはたらき」まで情報機器に外
部委託してしまい，フラッシュさせても，バットの空振り音しか聞こえない場合が
多い．

　「フラッシュ」が有効性を発
揮するためには，自家用の「情
報空間」をもたなければならな
い．それは「プラネタリウム」
やレーダー基地のコンソールの
ような大げさなものでなくてい
い．「自分史座標軸」という蝙
蝠傘の柄を持って広げた場合に
傘の骨と骨の間が1分野という
ようなイメージを持ってもいい
だろう（図4）し，あるいは浅

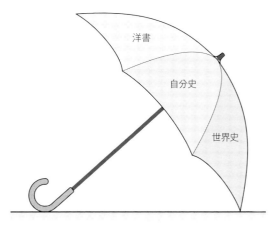

図4　「自分史座標軸」と蝙蝠傘「情報ドーム」

草・雷門の提灯の内側に情報を貼り付けたようなものを考えてもいいだろう．提灯の内側で360度の方位に従って分類，という手もあるだろう．大事なことは，瞬間的，同時的な「視野の広さ」であり，これは「ディスプレイ型・劣化人間」に欠けている点ではないか．

「本書」をまとめるにあたっては，A4判3枚をヨコに貼り付けた机の幅ほどの紙に書いた「シラバス」を視野に入れながら書いたが，「情報ドーム」の内側に貼り付ける情報とは，例えばこのような「シラバス」であったり，「連載年表」であったり，「洋書分類学」であったりするわけである．そして，「情報ドーム」の「展示」の入れ替えには「夜空」をイメージしながら「アカペラ・ハミング」をやってみることである．少年の日，「六分儀」でとらえそこなった星を歌うのもいいだろう．

「今日も天測　見上げる夜によ　泣いたあの夜のよ　星が飛ぶよ」（海軍兵学校・巡航節）．いや，もっと上品に『歌劇マルタ』のアリア「君，星のごとく」でいこうか．それがキザだというのなら「見上げてごらん夜の星を」を．

要するに，何万語もある中から，次の言葉を選ぶには「情報ドーム」での「フラッシュ」が必要であり，「アカペラ・ハミング」は触媒的役割を果たしてくれるのではないか．また，特に難しい曲でない限り，メロディーを聞けば，自動的に頭の中で「譜面化」できる能力も歴史的記憶を豊かにしてくれると思う．

豊かな記憶，生きた言葉で「人生のアリア」を歌いながら「星の夜空」のような「情報ドーム」づくり．うまくいけば「精神の王国」づくりになるのでは．そんなことを考えながら，本書を「BASIC TEXT」とした「Further Letter Learning」のお手伝いを考えている．コロナ「お籠もり」学習から「精神の王国」へ，である．

（錦房の竹内大さんとは1980年代からのお付き合いである．そのころ医歯薬出版が「医学分野における『広辞苑』」を目指して『医学大辞典』の発行に取り組んだとき，竹内さんは同社の中枢におり，私は編者後藤稠阪大教授の副官役であった．今回は40年ぶりの共同作業，どうもご苦労様でした．）

索　　引

（ゴチック体は歌曲名）

【著者略歴】

野村　拓
（の　むら　　たく）

1950 年 3 月　三重大学三重農林専門学校農学科卒業

1960 年 3 月　大阪大学医学部助手

1975 年 4 月　大阪大学医学部助教授

1992 年 6 月　国民医療研究所副所長

1994 年 6 月　国民医療研究所所長

（この間，日本医療経済学会会長などを務める）

医療・福祉職の生涯学習─うたおう「人生のアリア」を

2020年 11 月 10 日　第 1 版　第 1 刷発行

著　者　野村　　拓

発行者　竹内　　大

発行所　錦房 株式会社
　　　　〒 244-0002　横浜市戸塚区矢部町 1865-8
　　　　TEL/FAX　045-871-7785
　　　　http://www.kinfusa.jp/
　　　　郵便振替番号 00200-3-103505

© Kinfusa Inc., 2020.　〈検印省略〉　　　　　印刷／製本・真興社

既刊書

■やさしい環境生理学　地球環境と命のつながり

鈴木郁子・編著　B5判　150頁　本体価格 2,000 円＋税

　地球環境の変遷とともに生命は適応の仕組みをさまざまに変化させ，多様な生物種を生み出してきた．SDGs が叫ばれる今日，ヒトの生理学を基礎に地球環境の現状と未来を考える．

■雑穀のポートレート

平　宏和著　　A5判　146頁　本体価格 2,500 円＋税

　いま話題の雑穀について，栄養学・植物学・農学など，多角的視点からズームインし，等身大の雑穀像にフォーカスする．薬膳のレシピなども収載し，健康や食に関心のある方には最適な良書である．たくさんのカラー写真は著者の研究歴の足跡でもある．日本における文化・社会・民俗などとの深いかかわりもたどることができる．

■医学・医療原論─いのち学＆セルフケア

渡邉勝之・編著　B5判　126頁　本体価格 2,700 円＋税

　少子高齢化が進み，病気・疾病の治療を中心にした医師任せの医療は時代遅れになりつつある．編者はこれまでの病院へ行き治療をしてもらえば病気は治るという病気中心主義から，それぞれが"いのち"の主人公となり，能動的に健康を生成する健康中心主義への意識変革を要求する．"いのち"について深く考えるための示唆が得られ，これからの医療の方向性を探ることができる．

■速修/現代臨床鍼灸学エッセンス

山下　仁・著　B5判　138頁　本体価格 2,700 円＋税

■痛みに効果　経筋体操　簡単・即効の等尺性運動療法

橋本多聞・編著　B5判　150頁　本体価格 3,200 円＋税

■臨床推論─臨床脳を創ろう

丹澤章八・編著　A5判　178頁　本体価格 2,700 円＋税

■実践・臨床推論　根拠に基づく柔道整復術を目指して

伊藤　譲・編著　A5判　242頁　本体価格 3,000 円＋税

ご注文・お問合せ：e-mail info@kinfusa.jp

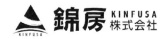